立即舒緩不適症狀！

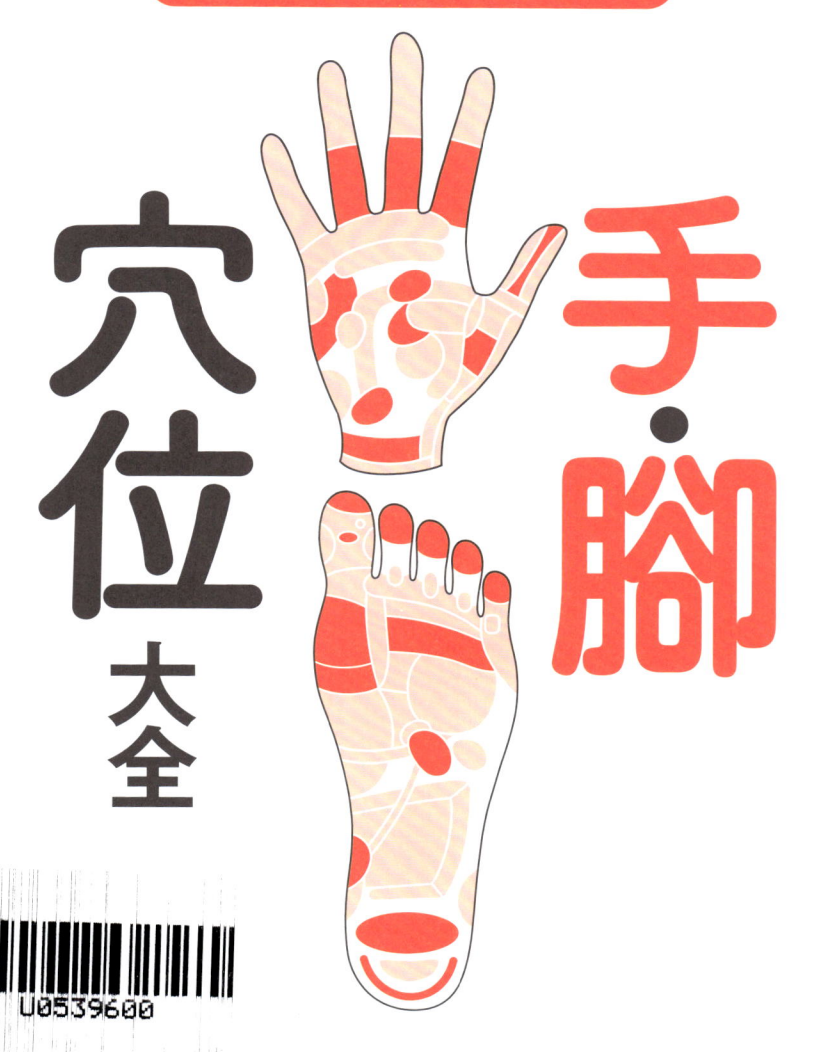

手・腳
穴位大全

五十嵐康彥

楓葉社

● 前言

手腳穴位是反映身體狀況的「全身手鏡」

手和腳上的穴位是一面反映身體當下狀況的「全身手鏡」。

穴位是以東方醫學理論為依據,對應至內臟等體內各器官的反射點(反射區)。

刺激穴位能活化該穴位所對應的器官,並且促進血液循環,幫助排出造成身體不適的老舊廢物。

按壓穴位時出現疼痛、按壓部位皮膚粗糙、皮膚顏色略有改變等現象,都是身體發出微恙的警訊。

特別是手和腳，被稱為「第2顆心臟和大腦」，這兩個重要部位遍布許多內臟、頸部、腰部等全身對應的穴位。

現在就讓我們號召手腳穴位一起總動員，**徹底改善您的身心不適症狀！**

針對全身最常見的不適症狀，本書從穴位地圖中精選最有效的穴位組合，

以淺顯易懂的解說方式，讓大家輕鬆掌握手腳上的穴位「位置」與「刺激方法」。

透過同時刺激手腳上的多處穴位，促使發揮最大的舒緩效果。

若時間充裕，建議大家務必完成整套的穴位按摩。

假使時間真的不夠用，僅按壓部分穴位也沒關係。

善用一整天的零碎時間，輕鬆操作就可以了。

透過同時按壓手腳穴位，即便只能達到輕微的放鬆效果，也足以照顧好自己的健康。

現在讓我們按照書中的手腳穴位地圖，靠自己的力量改善身體微恙，讓身心更加舒暢。

五十嵐康彥

手掌的穴位地圖

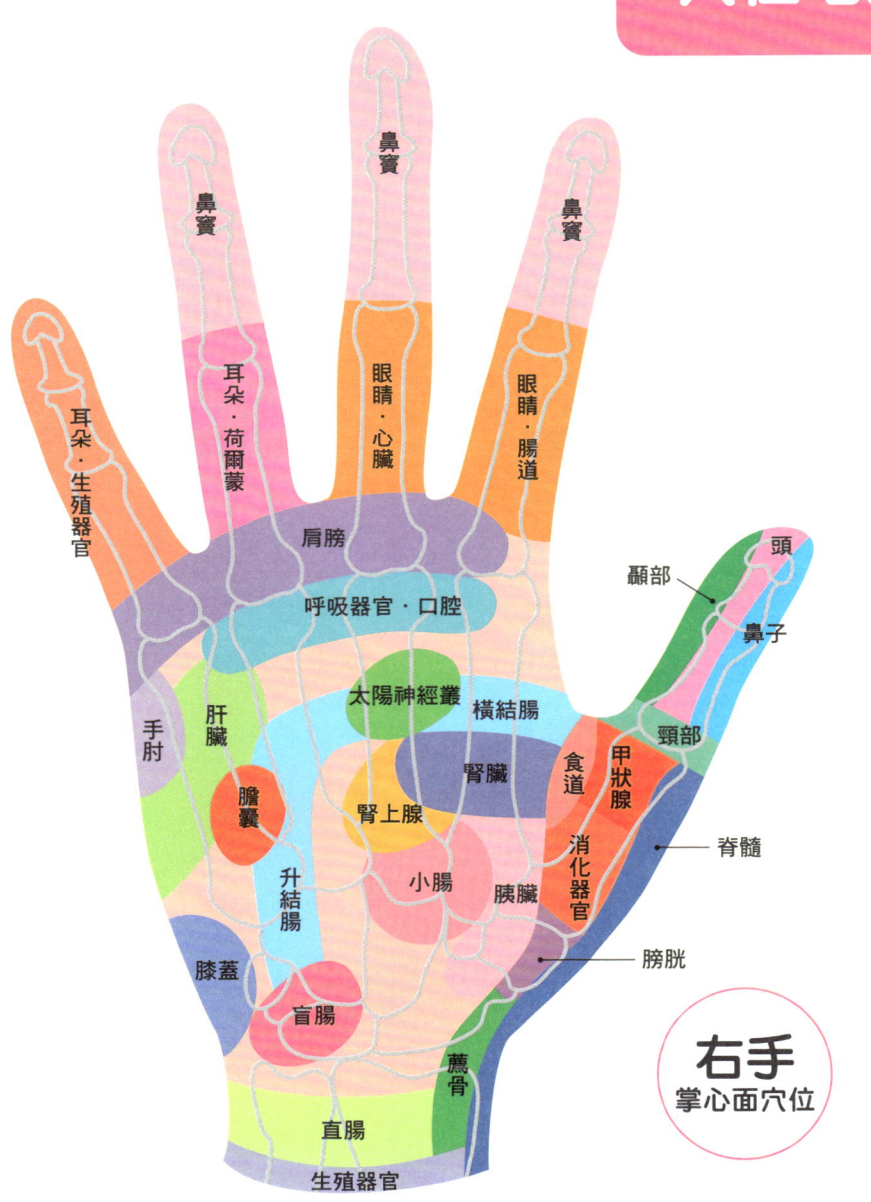

- 鼻竇
- 鼻竇
- 鼻竇
- 耳朵・生殖器官
- 耳朵・荷爾蒙
- 眼睛・心臟
- 眼睛・腸道
- 肩膀
- 呼吸器官・口腔
- 頭
- 顳部
- 鼻子
- 頸部
- 肝臟
- 手肘
- 太陽神經叢
- 橫結腸
- 甲狀腺
- 膽囊
- 腎上腺
- 腎臟
- 食道
- 消化器官
- 脊髓
- 升結腸
- 小腸
- 胰臟
- 膝蓋
- 膀胱
- 盲腸
- 薦骨
- 直腸
- 生殖器官

右手
掌心面穴位

6

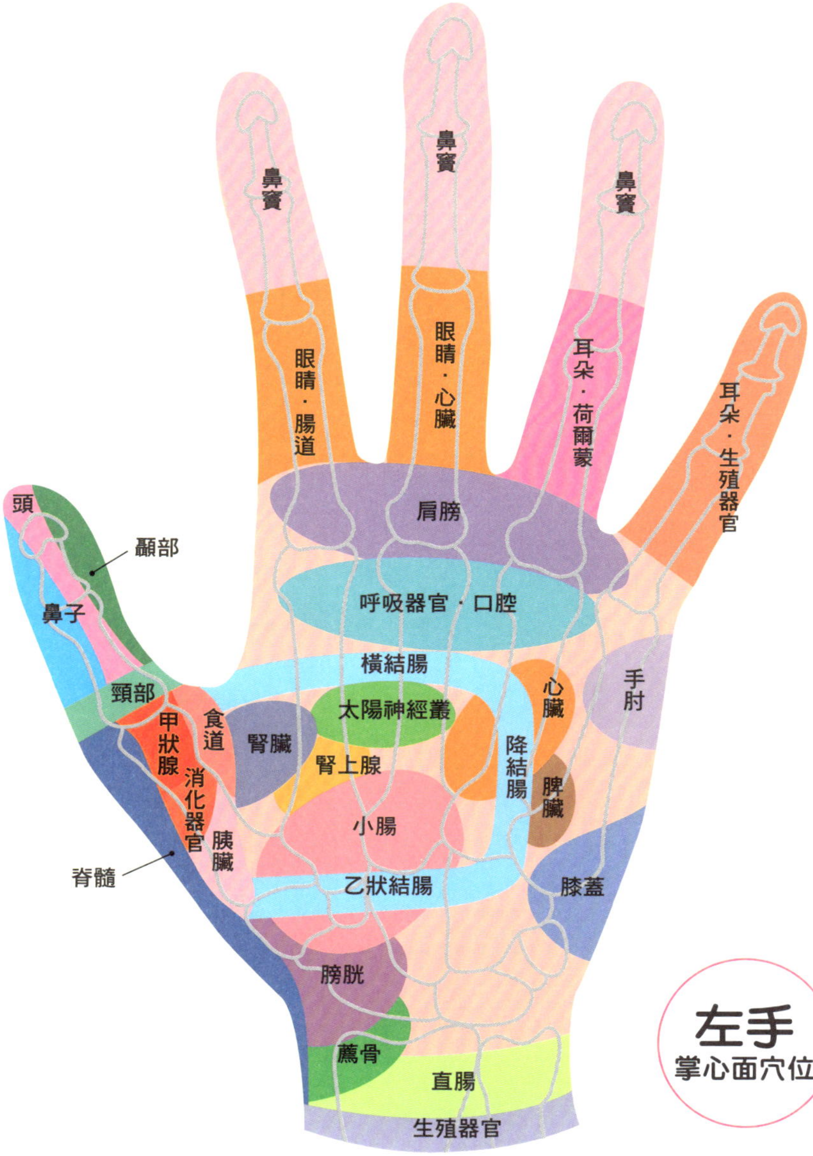

鼻竇
鼻竇
鼻竇
眼睛．腸道
眼睛．心臟
耳朵．荷爾蒙
耳朵．生殖器官
頭
顳部
鼻子
肩膀
呼吸器官．口腔
橫結腸
頸部
甲狀腺
食道
腎臟
太陽神經叢
心臟
手肘
腎上腺
降結腸
脾臟
消化器官
胰臟
小腸
脊髓
乙狀結腸
膝蓋
膀胱
薦骨
直腸
生殖器官

左手
掌心面穴位

手背的穴位地圖

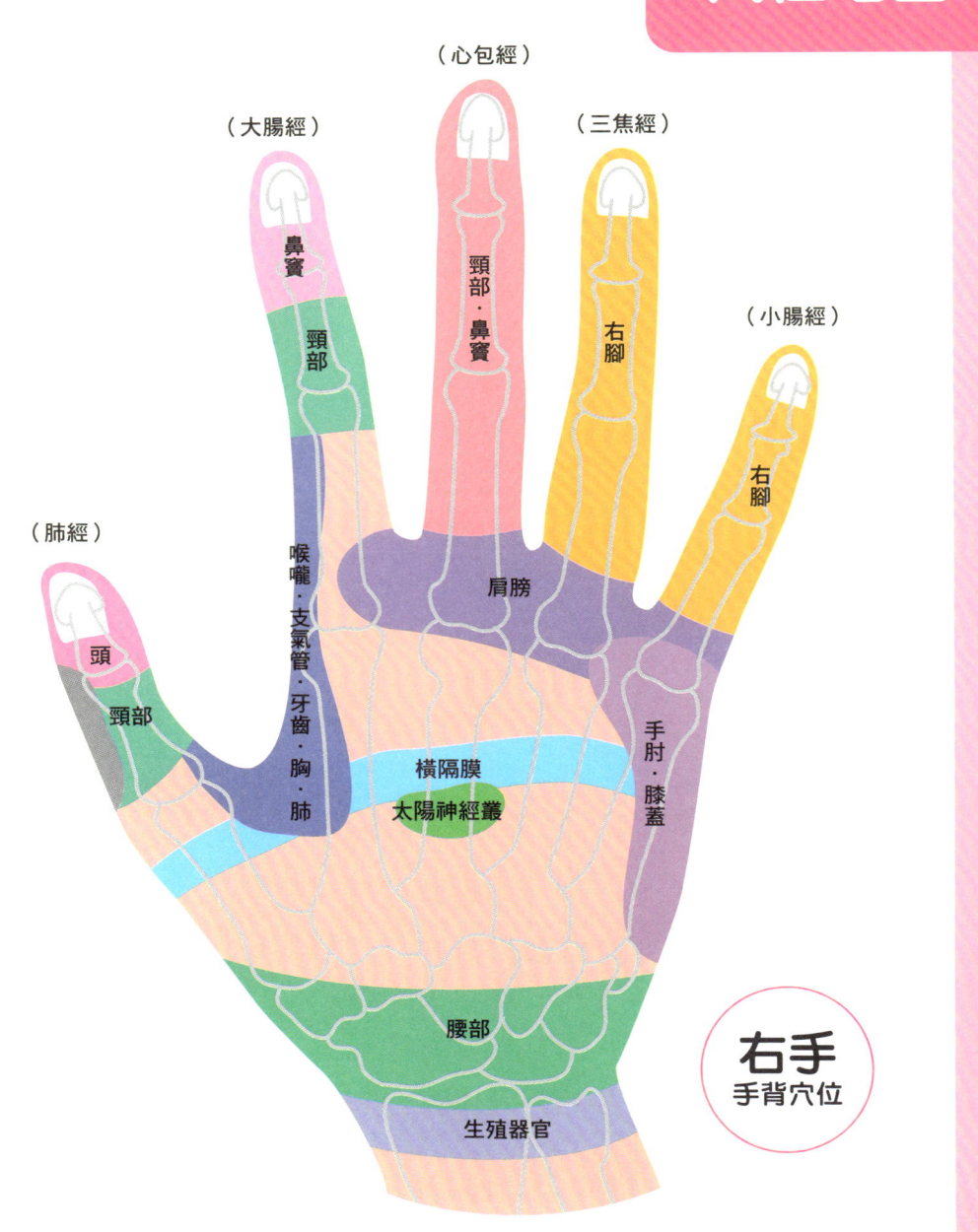

（心包經）

（大腸經）

（三焦經）

鼻竇

頸部・鼻竇

右腳

頸部

（小腸經）

右腳

（肺經）

喉嚨・支氣管・牙齒・胸・肺

肩膀

頭

頸部

手肘・膝蓋

橫隔膜

太陽神經叢

腰部

生殖器官

右手 手背穴位

8

左手
手背穴位

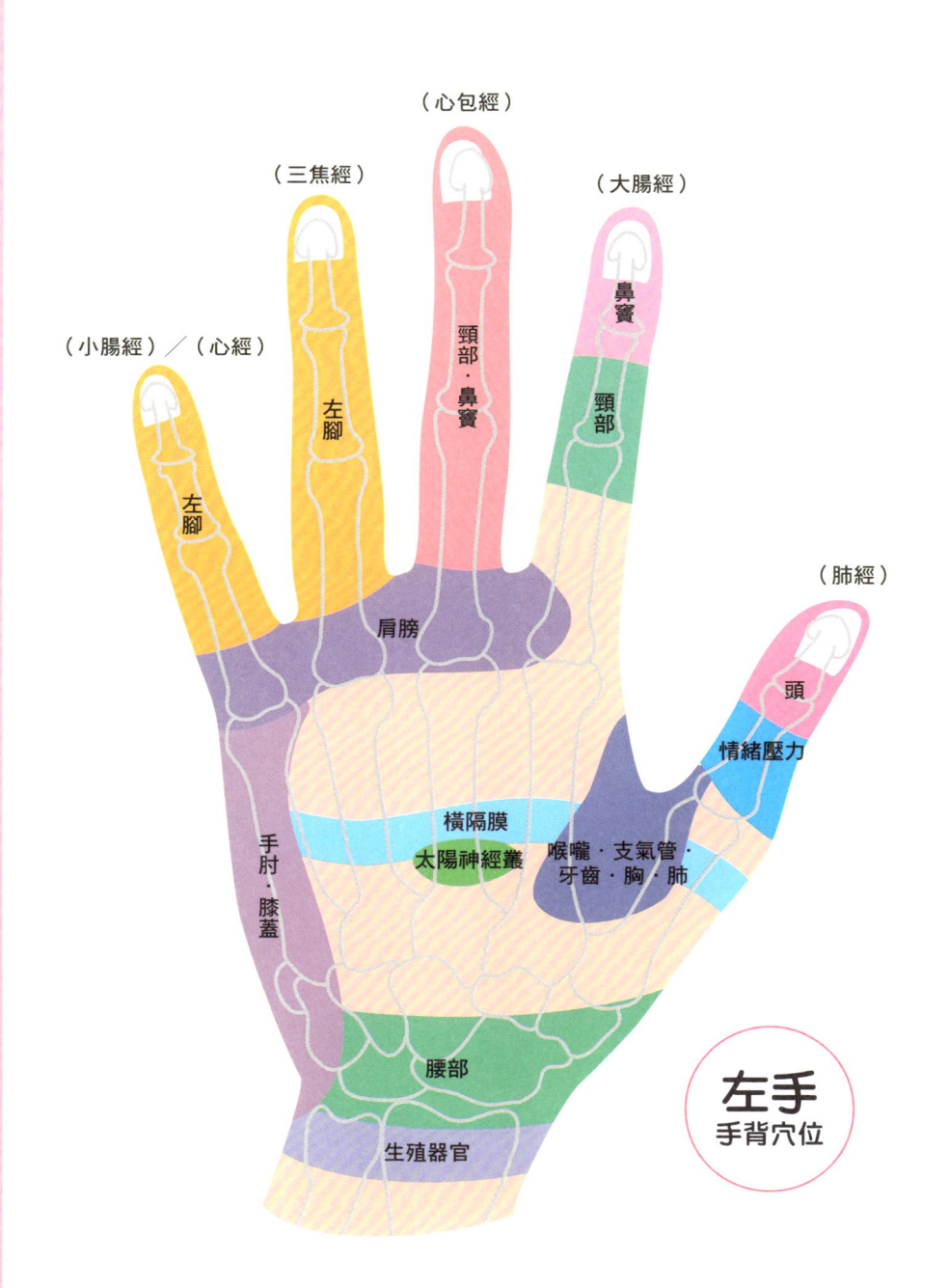

腳底的穴位地圖

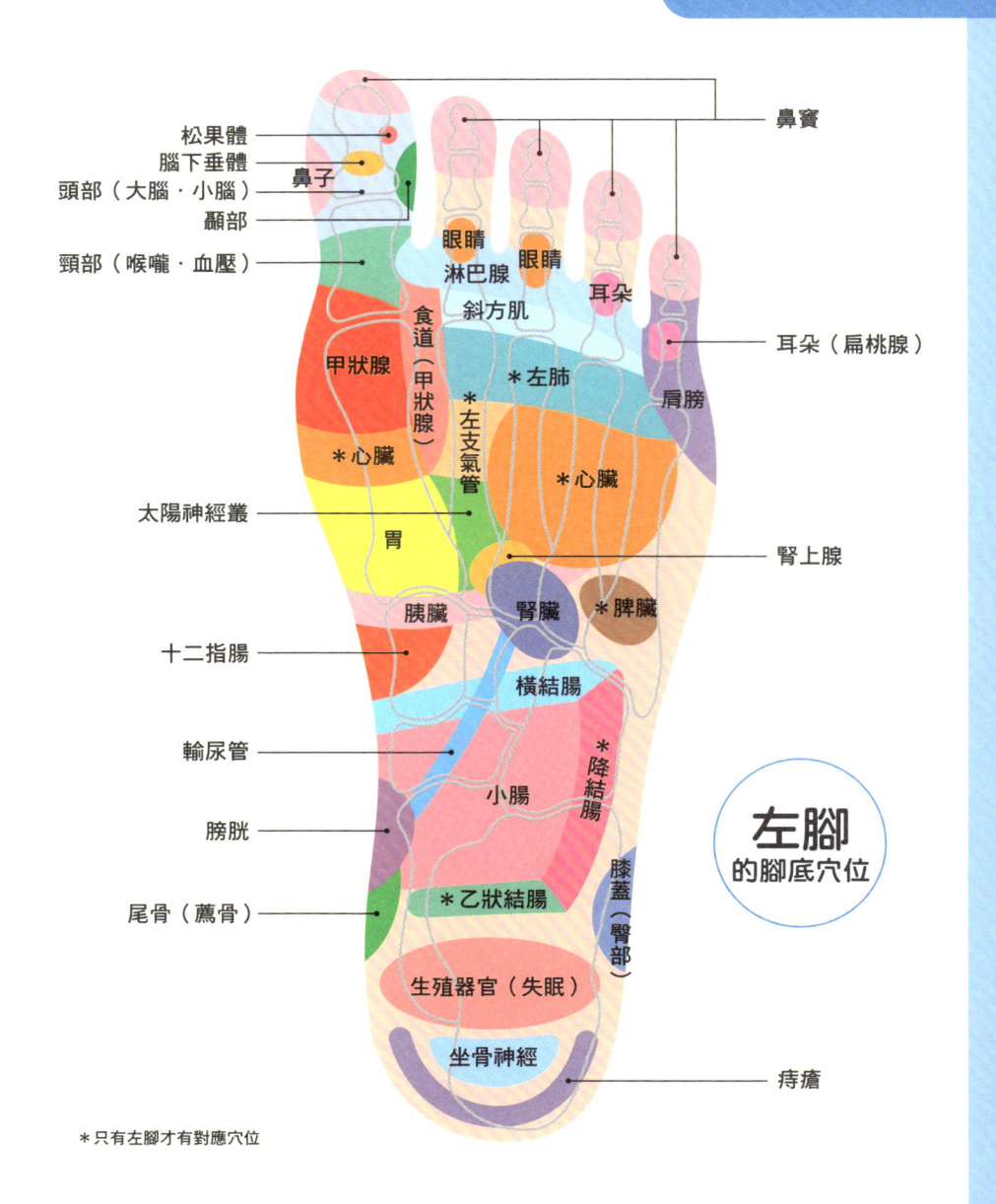

左腳的腳底穴位

- 松果體
- 腦下垂體
- 鼻子
- 頭部（大腦・小腦）
- 顳部
- 頸部（喉嚨・血壓）
- 鼻竇
- 眼睛
- 淋巴腺
- 斜方肌
- 眼睛
- 耳朵
- 耳朵（扁桃腺）
- 食道（甲狀腺）
- 甲狀腺
- *左肺
- *左支氣管
- 肩膀
- *心臟
- *心臟
- 太陽神經叢
- 胃
- 腎上腺
- 胰臟
- 腎臟
- *脾臟
- 十二指腸
- 橫結腸
- 輸尿管
- 小腸
- *降結腸
- 膀胱
- 尾骨（薦骨）
- *乙狀結腸
- 膝蓋（臀部）
- 生殖器官（失眠）
- 坐骨神經
- 痔瘡

＊只有左腳才有對應穴位

10

右腳的腳底穴位

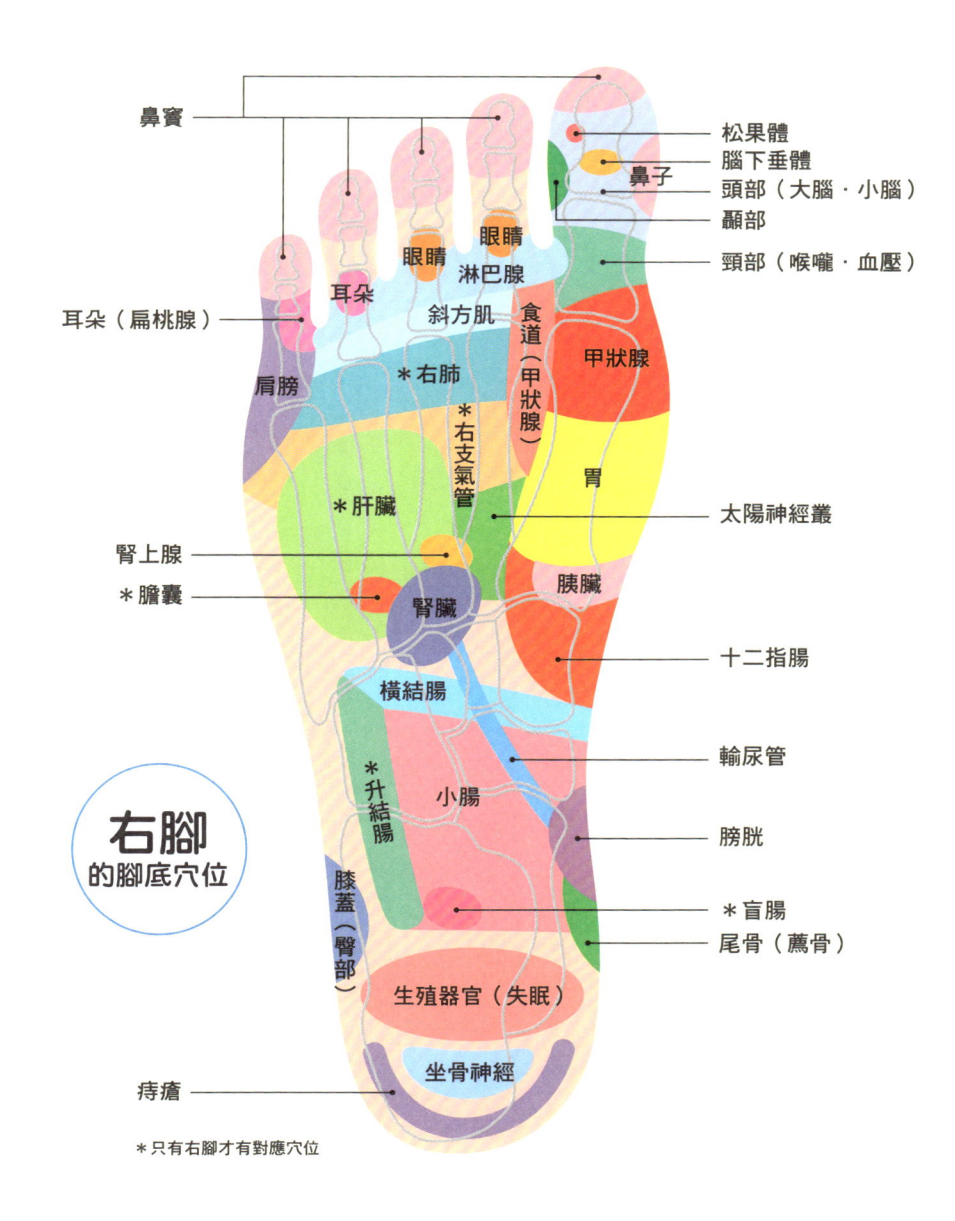

- 鼻竇
- 松果體
- 腦下垂體
- 鼻子
- 頭部（大腦・小腦）
- 顳部
- 眼睛
- 頸部（喉嚨・血壓）
- 耳朵
- 淋巴腺
- 耳朵（扁桃腺）
- 斜方肌
- 食道（甲狀腺）
- 肩膀
- ＊右肺
- 甲狀腺
- ＊右支氣管
- 胃
- ＊肝臟
- 太陽神經叢
- 腎上腺
- 胰臟
- ＊膽囊
- 腎臟
- 十二指腸
- 橫結腸
- 輸尿管
- ＊升結腸
- 小腸
- 膀胱
- 膝蓋（臀部）
- ＊盲腸
- 尾骨（薦骨）
- 生殖器官（失眠）
- 痔瘡
- 坐骨神經

＊只有右腳才有對應穴位

腳背的穴位地圖

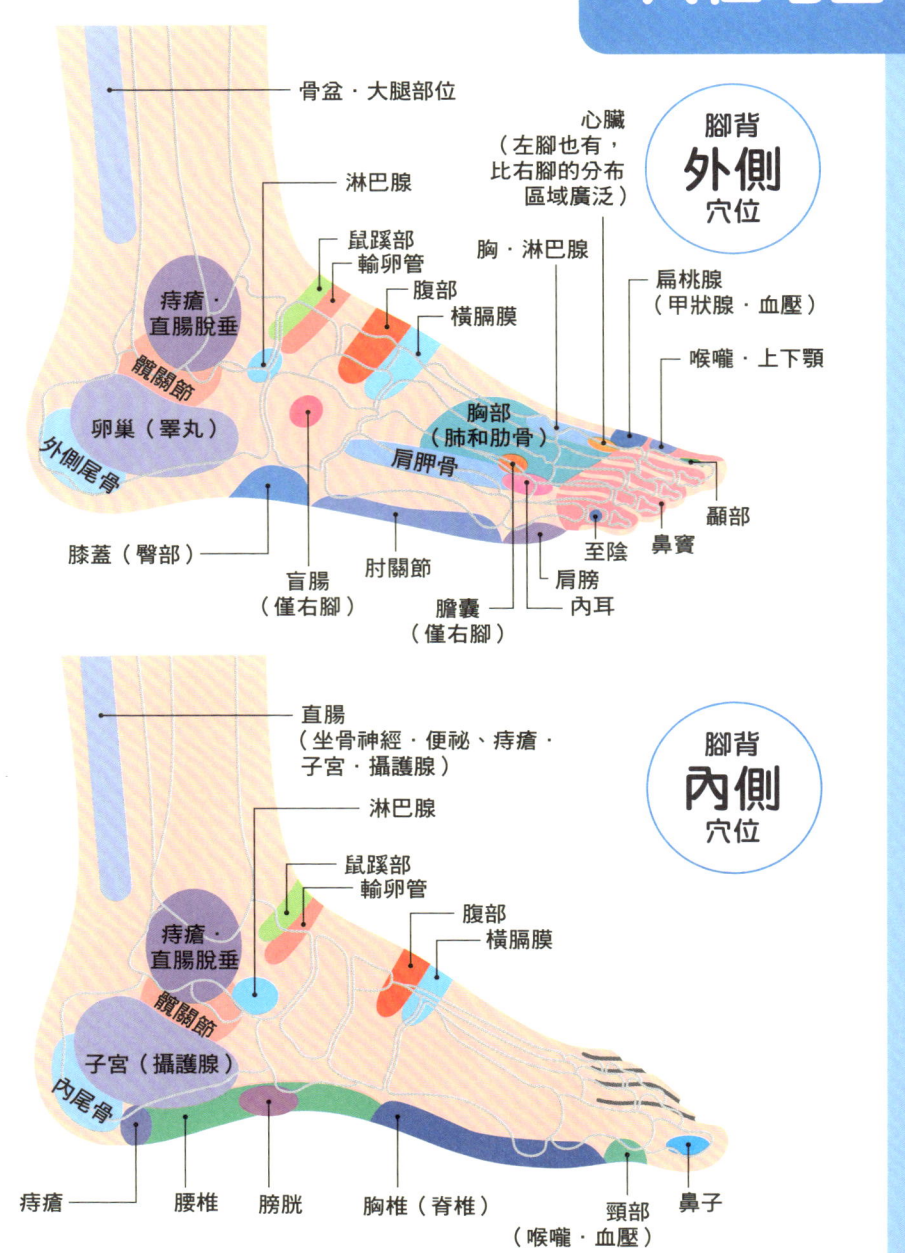

腳背**外側**穴位

- 骨盆・大腿部位
- 淋巴腺
- 鼠蹊部・輸卵管
- 心臟（左腳也有，比右腳的分布區域廣泛）
- 胸・淋巴腺
- 腹部
- 橫膈膜
- 扁桃腺（甲狀腺・血壓）
- 喉嚨・上下顎
- 痔瘡・直腸脫垂
- 髖關節
- 卵巢（睪丸）
- 外側尾骨
- 胸部（肺和肋骨）
- 肩胛骨
- 顳部
- 膝蓋（臀部）
- 盲腸（僅右腳）
- 肘關節
- 膽囊（僅右腳）
- 至陰
- 肩膀
- 內耳
- 鼻竇

腳背**內側**穴位

- 直腸（坐骨神經・便祕、痔瘡・子宮・攝護腺）
- 淋巴腺
- 鼠蹊部・輸卵管
- 腹部
- 橫膈膜
- 痔瘡・直腸脫垂
- 髖關節
- 子宮（攝護腺）
- 內尾骨
- 痔瘡
- 腰椎
- 膀胱
- 胸椎（脊椎）
- 頸部（喉嚨・血壓）
- 鼻子

12

小腿肚・脛骨**內側**的經脈

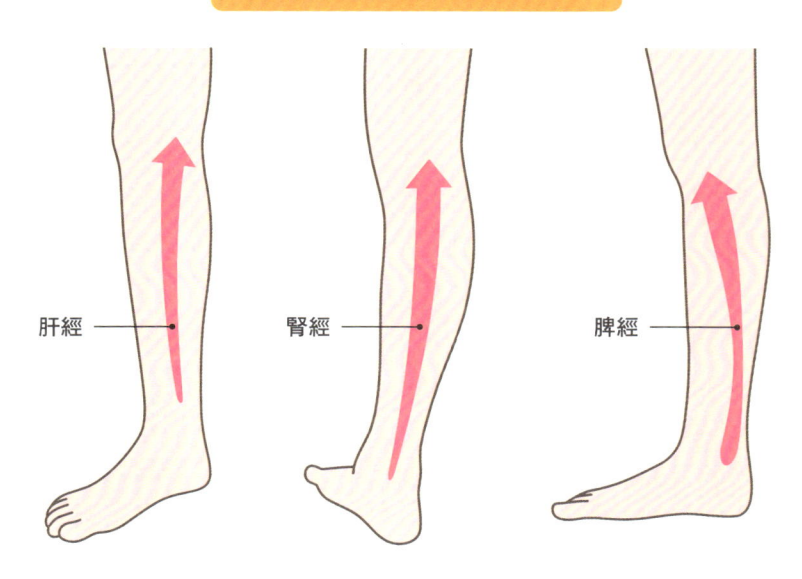

肝經　　腎經　　脾經

小腿肚・脛骨**外側**的經脈

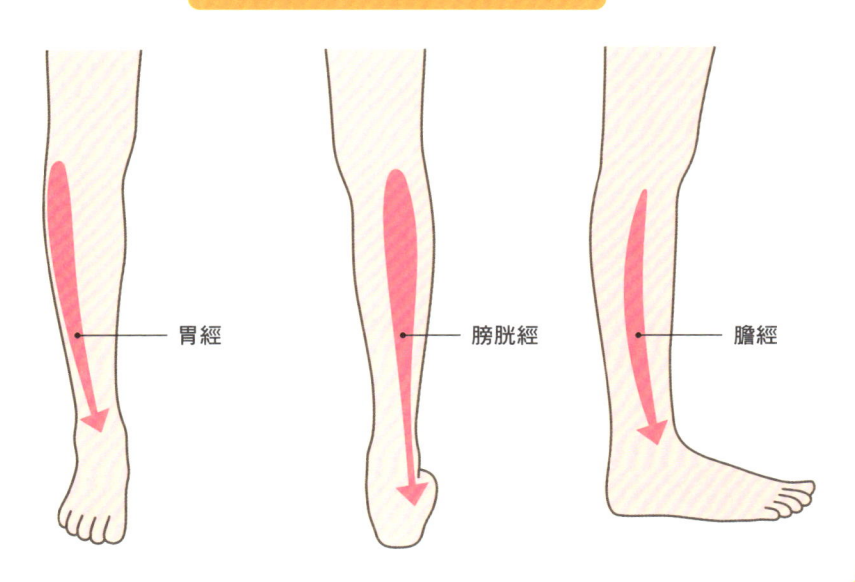

胃經　　膀胱經　　膽經

脛骨側的穴位地圖

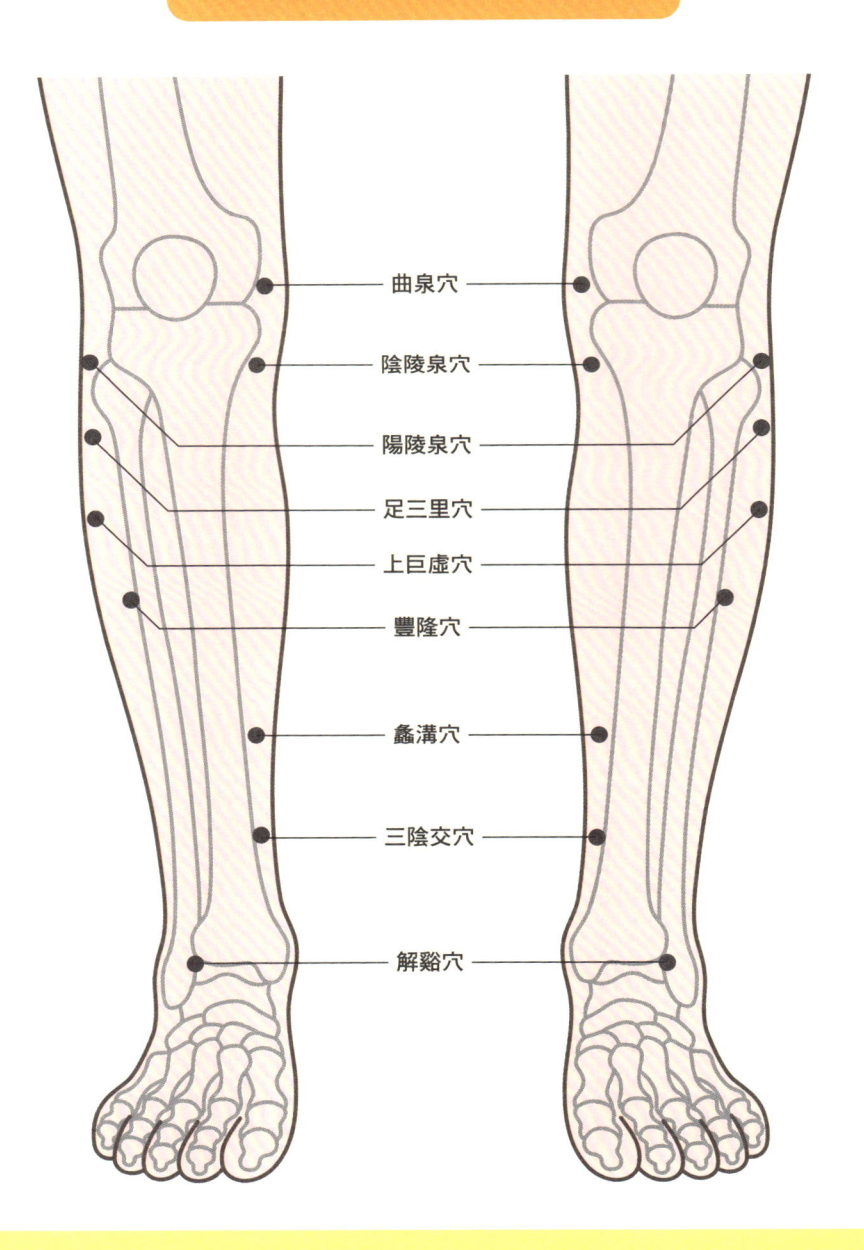

- 曲泉穴
- 陰陵泉穴
- 陽陵泉穴
- 足三里穴
- 上巨虛穴
- 豐隆穴
- 蠡溝穴
- 三陰交穴
- 解谿穴

小腿肚的穴位地圖

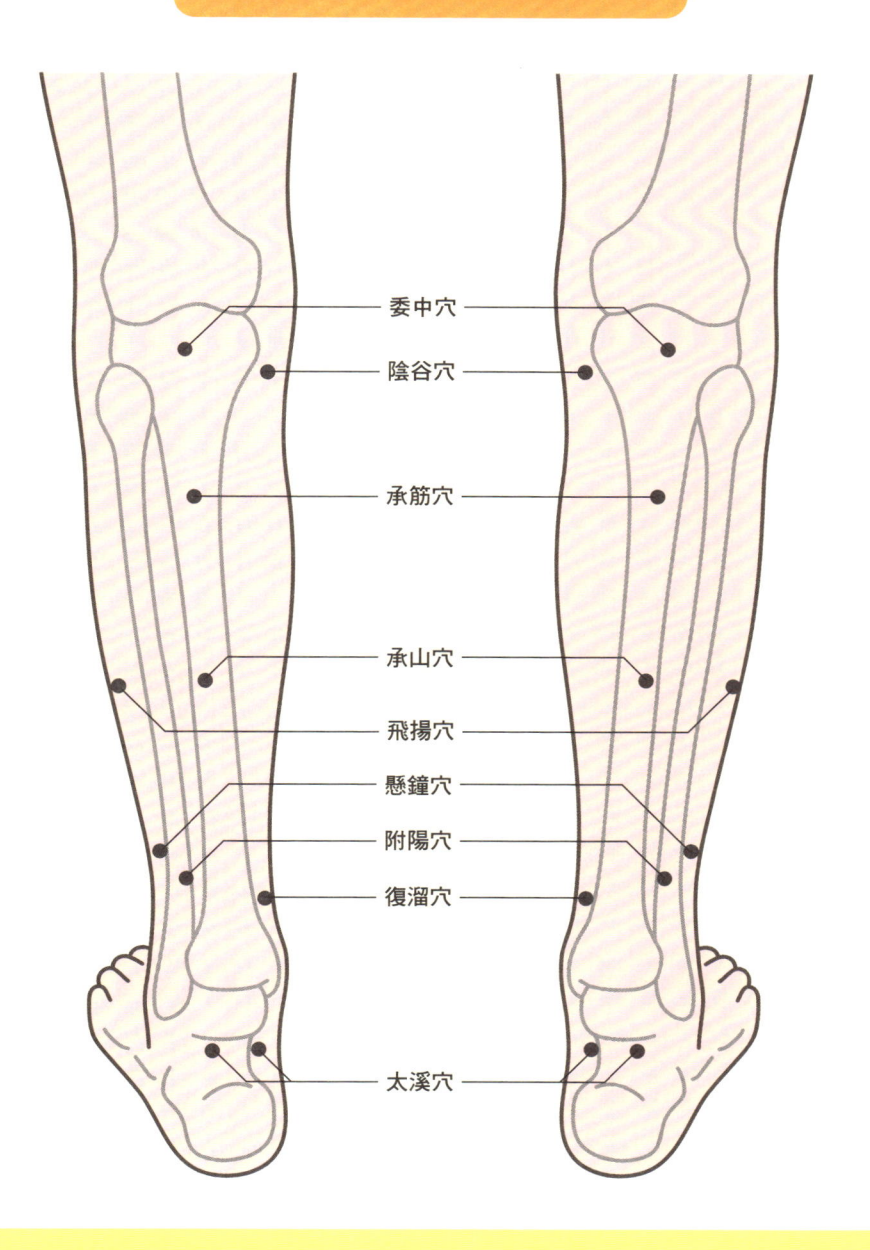

- 委中穴
- 陰谷穴
- 承筋穴
- 承山穴
- 飛揚穴
- 懸鐘穴
- 附陽穴
- 復溜穴
- 太溪穴

目錄

前言

- 手腳穴位是反映身體狀況的「全身手鏡」……2
- 手掌的穴位地圖……6
- 手背的穴位地圖……8
- 腳底的穴位地圖……10
- 腳背的穴位地圖……12
- 小腿肚・脛骨側的經脈……13
- 脛骨側的穴位地圖……14
- 小腿肚的穴位地圖……15

第1章 最有效！穴位按壓法

- 為什麼刺激穴位有益健康……20
- 有效刺激穴位的方法……22
- 促使穴位按摩發揮更大效果的按壓方法……24
- 任何人都做得到！簡單的腳部按摩技巧……26
- 小腿肚・脛骨側的基本按摩方法……28

第2章 身體疼痛等不適症狀

- 腰痛……30
- 膝蓋痛……32
- 頭痛……34
- 牙痛……36
- 肩頸僵硬……38

第 3 章 想即刻緩解的不適症狀 … 49

- 胃痛 … 40
- 沾黏性肩關節囊炎 … 42
- 坐骨神經痛 … 44
- 神經痛 … 46

Column 1 這些情況下千萬不要按壓穴道！… 48

- 感冒 … 50
- 鼻塞・花粉症 … 52
- 宿醉 … 54
- 腹瀉 … 56
- 便祕 … 58
- 皮膚問題 … 60

第 4 章 生活中常見的不適症狀 … 73

- 眩暈 … 62
- 眼睛疲勞 … 64
- 免疫力下降 … 66
- 精神不振 … 68
- 全身疲累 … 70

Column 2 選對時間刺激穴位效果倍增 … 72

- 水腫 … 74
- 身體虛寒 … 76
- 失眠 … 78
- 痔瘡 … 80
- 膀胱炎 … 82

目錄

第5章 心理與內臟的不適症狀 …91

- 自律神經失調 …92
- 沮喪・憂鬱症 …94
- 壓力過大 …96
- 注意力不集中 …98
- 焦躁不安 …100
- 陽痿・勃起功能障礙 …102
- 高血壓 …104
- 腎功能不佳 …106
- 肝功能不佳 …108
- 心臟不適 …110
- 糖尿病 …112

Column 3 手腳按摩也適用於嬰幼兒 …90

Column 4 打造能夠提升穴位刺激效果的環境 …114

第6章 年齡增長引起的不適症狀 …115

- 預防健忘與失智症 …116
- 頻尿 …118
- 皺紋與鬆弛 …120
- 更年期障礙 …122
- 髮量稀疏・落髮 …124
- 性慾下降 …126

肥胖 …84
氣喘 …86
視力模糊 …88

第1章
最有效！穴位按壓法

詳細解說有效的穴位按壓訣竅
和各種穴位刺激方法。

穴位按壓法 1

為什麼刺激穴位有益健康

本書開頭介紹的「穴位地圖」是筆者基於50年前學習瑜伽的經驗，並且鑽研古今東西方各種療法所獨創的穴位按壓法。基本上，這套穴位按壓法的概念與西方的反射區療法（反射學）、印度和中國自古流傳的「經絡」，亦即所謂的「穴道」是相同的。任何人無論在何時何地都能輕鬆進行穴位按摩，而且最大魅力在於**可以透過自己的手指確認自己的健康狀態**。

藉由手和腳的雙重刺激，加乘作用超過5倍以上

手和腳上密集分布許多穴位，分別對應消化器官、呼吸器官、心臟、生殖器官、頸部、腰部等全身所有部位。舉例來說，感覺胃不舒服時，只要刺激手上的「消化器官穴位」，就能有效舒緩反胃或胃痛等症狀。也就是說，身體**某個部位感到不舒服時，相對應的穴位也必**

20

街里街坊常見的足底按摩，主要是針對腳底進行穴位刺激，但其實**同時刺激手和腳，效果會更加顯著**。針對手和腳進行雙重刺激，效果比單點刺激遠遠高出5倍以上……這一點我已經在熟識的國內外研究學者與治療師的協助下，透過臨床實驗加以證實。

比起單點穴位刺激，同時刺激2個穴位，舒緩效果更好。本書將依據不同的不適症狀，為大家介紹手和腳多點穴位同時按摩法。當然了，單點刺激也具有一定效果，但最重要的是必須在能力所及範圍內持之以恆。

即便當下沒有任何症狀，刺激穴位時若感覺疼痛，代表對應部位可能已經出現異狀。

為了及早察覺身體不適，建議養成頻繁按壓或揉擦穴位的習慣。

定會出現異狀。

穴位按壓法 2

有效刺激穴位的方法

按壓穴位的5個基本原則

❶ **1天1次，基本上持續10～15分鐘**

每個穴位大約按壓7分鐘左右。發揮效果的所需時間因症狀而異。

❷ **建議剛開始時持續3天後休息5天**

隨著逐漸習慣後，改為持續5天後休息10天，持續10天後休息1個月……依照這樣的步調，逐漸延長休息時間。

❸ **坐在椅子上，採取舒適的姿勢**

在放鬆舒適的狀態下按壓穴位。

❹ **施力順序為「從末梢往心臟方向」**

按壓手部時，從手指往手腕方向；按壓腳部時，由腳趾往腳跟方向施以刺激。

22

進一步提升穴位按壓效果

❺ 相信效果並進行刺激

心境會影響效果，深信刺激穴位有助於舒緩症狀，呈現的效果肯定比較好。

【按摩穴位前】

● 先用溫水清洗手腕至手指，腳踝至腳趾尖。

● 為避免摩擦造成皮膚損傷，請先備好乳液，也建議使用嬰兒油或橄欖油等。並且先將指甲剪短。

【按摩穴位後】

● 完成穴位按摩後，輕鬆甩動手腕50次左右，腳部則是輕輕轉動腳踝50次左右。

● 喝1、2杯溫水，加速囤積於腎臟的老舊廢物以尿液方式排出體外。

● 完成穴位按摩的部位，用厚毛巾包起來，透過保暖來加強刺激效果。

穴位按壓法 3

促使穴位按摩發揮更大效果的**按壓方法**

穴位按摩有使用手指和道具2種方式

根據不同症狀,按壓力道與頻率也完全不同,建議視情況分別使用手指或道具進行按壓。按壓手法以輕鬆舒適為主,千萬不要過於勉強。

基本按壓方法為使用大拇指指腹按壓的「點按」(單點按壓),以及使用大拇指指尖前端按壓的「切按」。這兩種方法對力氣小的人來說,都是非常簡單的技巧。另一方面,想要加強按壓力道的話,使用道具加以輔助會比較有效。建議家裡常備一隻百元商店就買得到的「穴位按摩棒」。

為了根據不同症狀讓穴位按摩發揮最佳效果,請參考力道拿捏的解說。目的是改善慢性症狀的話,建議每天進行一次穴位按摩,但請依照個人情況彈性調整,只要在能力所及範圍內,盡量持續操作就好。在持續操作過程中,自然能夠掌握對自己最具功效的按壓頻率。

24

基本按壓方法

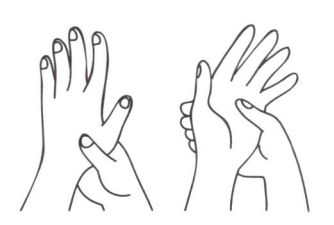

手部按壓
以大拇指指腹使力慢慢按壓。可以先在手掌上練習,掌握到訣竅後再挑戰手背按摩。

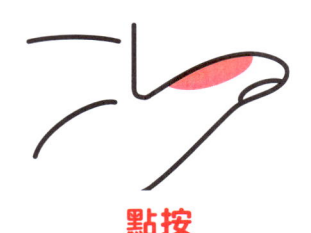

腳底按壓
按壓腳底時,一隻手支撐腳部,以雙手大拇指交疊的方式按壓穴位,效果更加顯著。

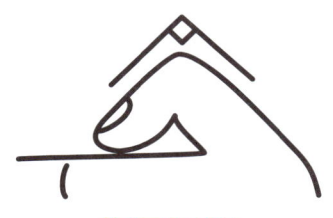

點按
以大拇指指腹(上色部位)貼在穴位上,指腹施力按壓。

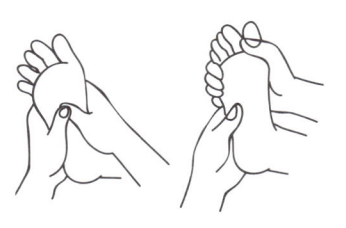

指甲切按
以指甲前端按壓。彎曲拇指第1關節呈90度,比較容易施力。

按壓穴位時的力道拿捏

弱 與其說是按壓,更像是「用力按住」的感覺。按壓時,手指下沉約2～3毫米。以微弱的刺激幫助活化身體功能,鎮靜大腦和感覺系統功能。

中 「很舒服」的力道(按壓部位周圍略微泛白的程度)。舒服程度因人而異,請依照自身感受,調整力道大小。

強 加強力道到「痛」的感覺(按壓部位周圍產生皺褶的程度)。強烈刺激能夠活化內臟功能,使大腦和感覺系統功能變興奮。

簡單的腳部按摩技巧

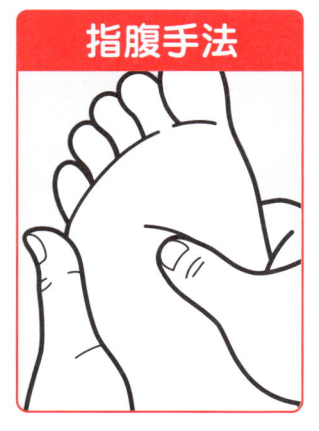

指腹手法

主要使用大拇指指腹。按壓時要有大拇指施力的感覺，確實掌握力道拿捏的訣竅後，按壓效果會更好。輕柔按壓幫助活化身體功能，用力按壓則是輔助抑制身體功能。

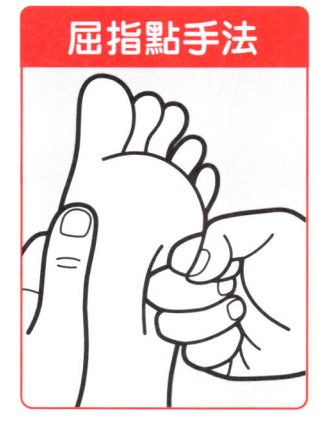

屈指點手法

先採取握拳姿勢，以食指或中指的第2關節按壓反射區。適合用於刺激腳跟或趾尖等比較硬的部位。可用於想要強烈刺激穴位或高強度按摩時。

拇指勾扣手法

彎曲大拇指第1關節呈90度，以指尖和指腹部位按壓反射區。這種手法不僅容易施力，也是最基本且最具用性的技巧。

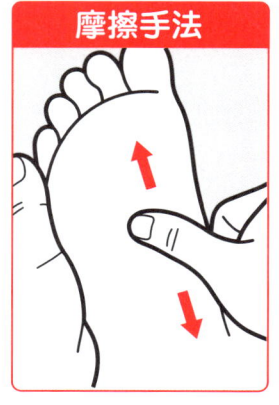

摩擦手法

以拇指的指腹外側摩擦反射區。刺激腳底內側的側面、腳趾以及腳趾之間、腳背等細長反射區時，使用這個手法最具效果。

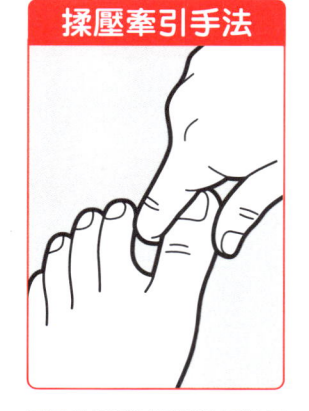

揉壓牽引手法

揉壓放鬆腳趾關節後再進行牽引的手法。用大拇指和食指夾住腳趾，交替向左、向右轉動後，再輕輕牽引腳趾即可。

任何人都做得到！

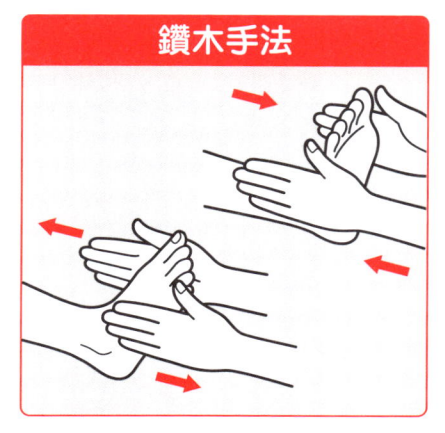

鑽木手法

用雙手夾住腳的兩側，然後搓揉放鬆的方法。這種手法具有促進血液循環，提高神經運作的效果。通常用於最後階段的調整，所以在所有刺激結束後進行，效果會更好。

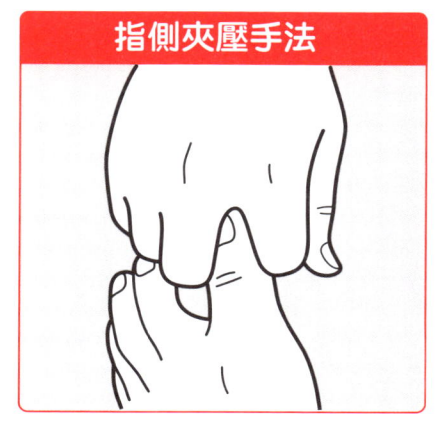

指側夾壓手法

用食指和中指夾住大拇趾，扭轉般左右擺動。這種手法主要用於腳趾的大拇趾，對舒緩頭痛等極具效果。由於用力夾住容易造成疼痛，務必觀察當事人的反應進行力道調整。

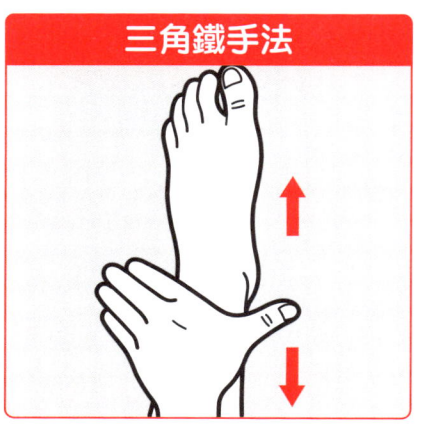

三角鐵手法

主要用於腳踝的技巧。使用大拇指和食指按壓腳部多處關節。就算力道不大，也足以讓腳部達到放鬆效果。

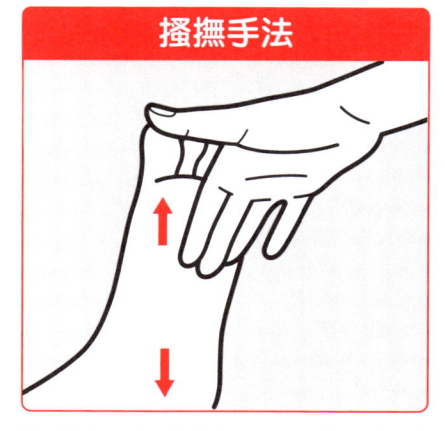

搔撫手法

用於腳底中央部位的技巧，能夠鎮靜過度興奮的神經。以手指的指甲前端輕柔且緩慢地如撫摸般輕輕搔撫。同伴之間互相幫對方按摩，既舒服，效果也更好。

1 最有效！穴位按壓法

2 身體疼痛等不適症狀

3 想即刻緩解的不適症狀

4 生活中常見的不適症狀

5 心理與內臟的不適症狀

6 年齡增長引起的不適症狀

27

小腿肚・脛骨側的基本按摩方法

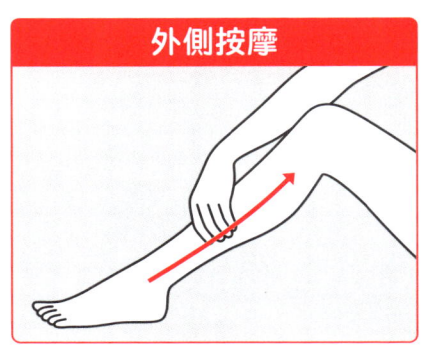

外側按摩

大拇指貼於脛骨正中心的邊緣,用手掌握住小腿肚並上下按摩。用右手按摩右小腿,用左手按摩左小腿。

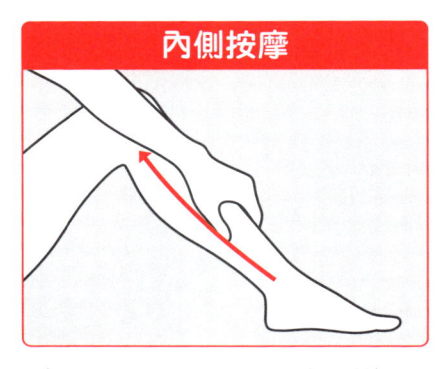

內側按摩

大拇指以外的4指貼於脛骨正中心的邊緣。用大拇指和其他4指握住小腿肚內側並由下往上按摩。用右手按摩右小腿,用左手按摩左小腿。

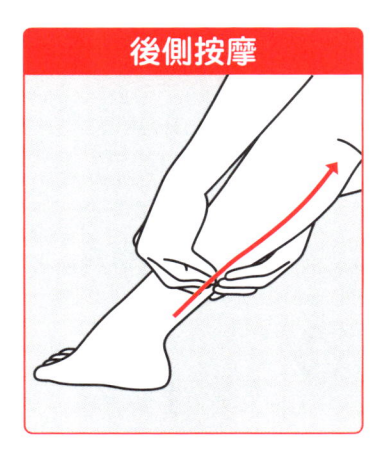

後側按摩

雙手握住小腿肚最粗的部位,接著雙手大拇指各向左右張開3公分。在這樣的狀態下施力上下按摩。

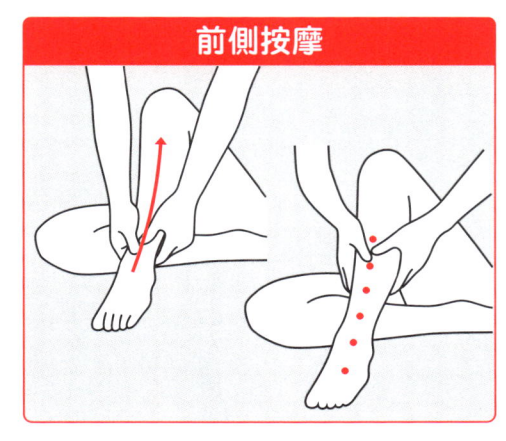

前側按摩

左右側大拇指貼合在脛骨正中心,用雙手握住小腿肚。大拇指用力的同時上下按摩。

第2章

身體疼痛等不適症狀

〈根據惱人部位〉最佳手腳穴位組合①

迅速緩解惱人的疼痛症狀！
常見疼痛的對應穴位在這裡。

腰痛

刺激腎臟穴位區幫助緩解疼痛

右腳腳底　左腳腳底

腎上腺
腎臟
輸尿管
膀胱

腳背內側

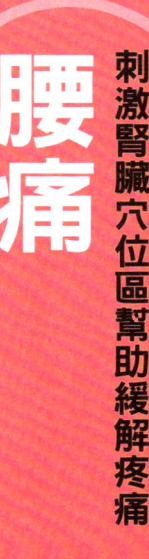

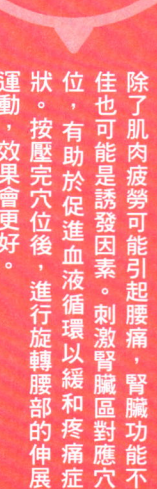

腰椎

關鍵重點！

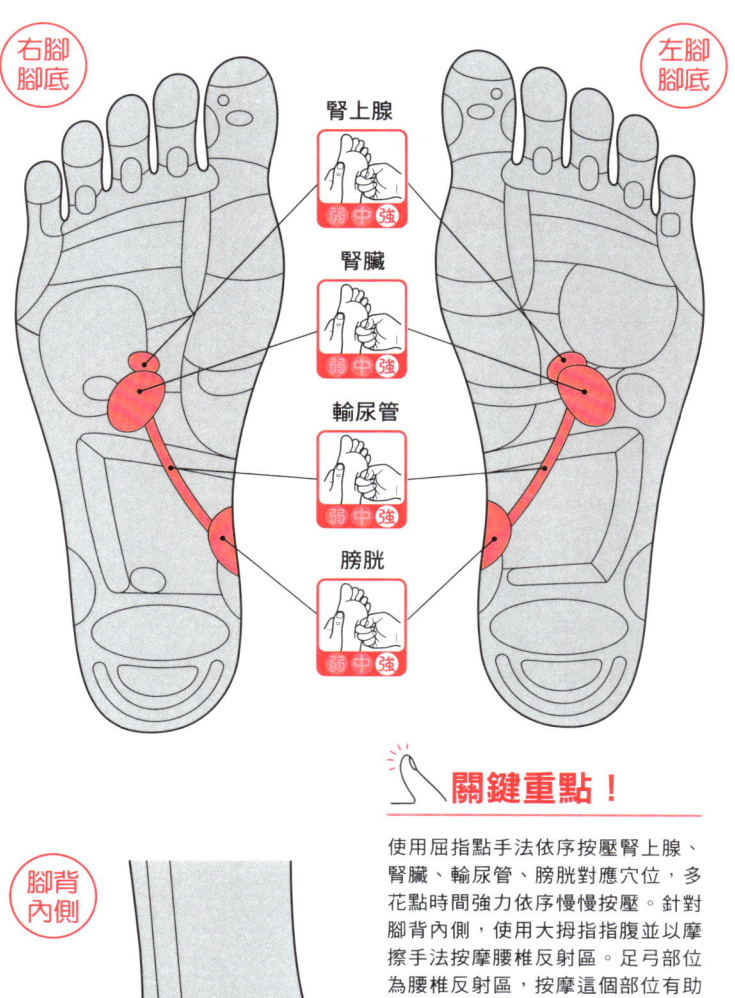

使用屈指點手法依序按壓腎上腺、腎臟、輸尿管、膀胱對應穴位，多花點時間強力依序慢慢按壓。針對腳背內側，使用大拇指指腹並以摩擦手法按摩腰椎反射區。足弓部位為腰椎反射區，按摩這個部位有助於緩解疼痛。

除了肌肉疲勞可能引起腰痛，腎臟功能不佳也可能是誘發因素。刺激腎臟區對應穴位，有助於促進血液循環以緩和疼痛症狀。按壓完穴位後，進行旋轉腰部的伸展運動，效果會更好。

建議按摩時間 **10分**

脛骨側 小腿肚

關鍵重點！

解谿穴具有止痛效果。先刺激這個穴位抑制疼痛，接著刺激委中穴，舒緩腰部疲累。

解谿穴

委中穴

雙手

手掌　腎臟　手背

腎上腺

膀胱　腰部

關鍵重點！

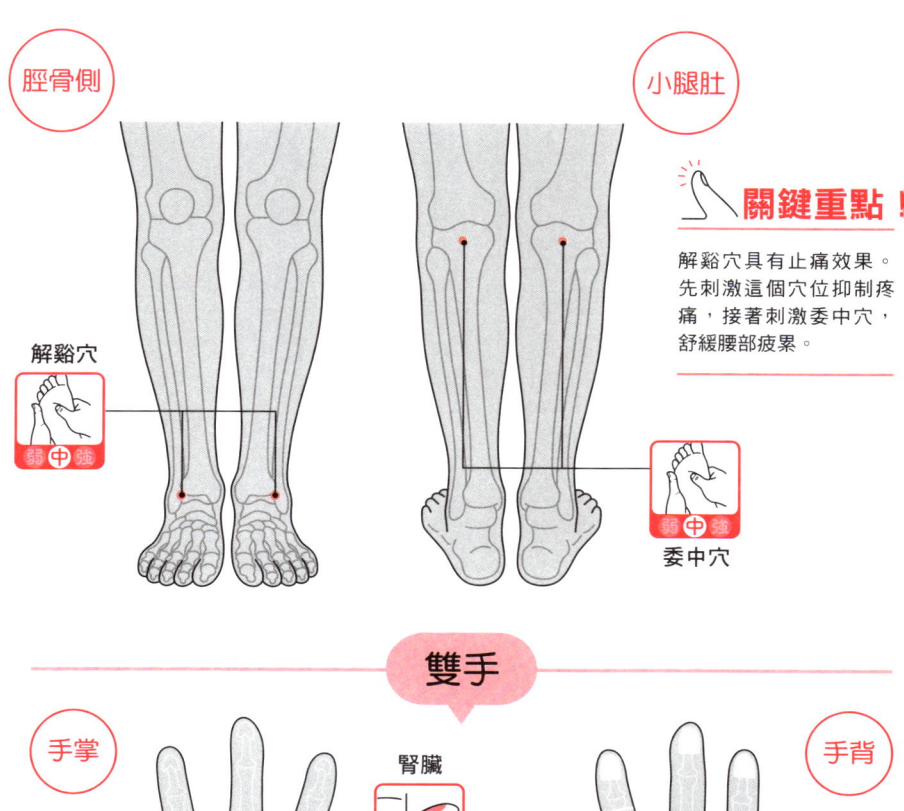

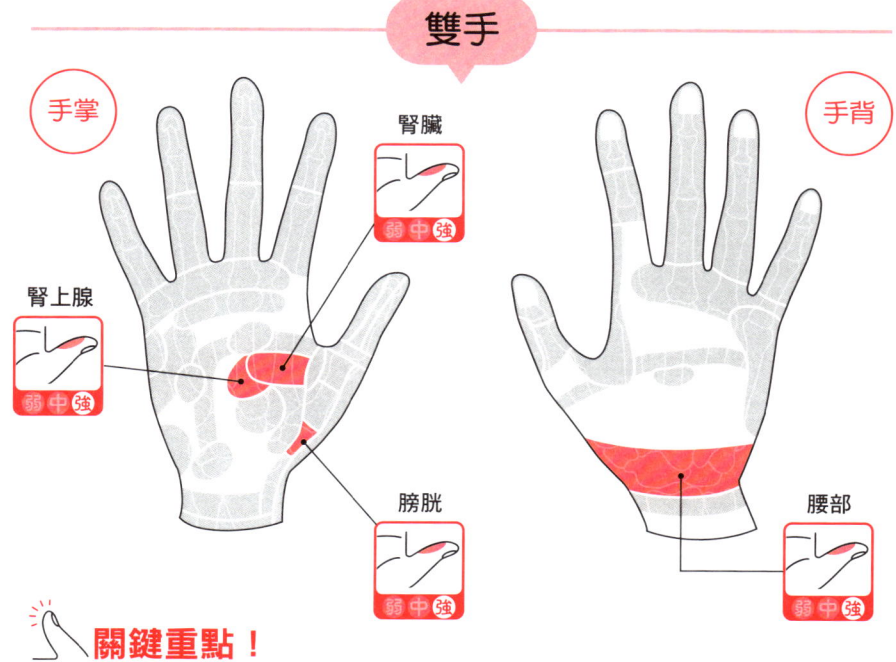

按壓雙手掌心的腎臟、腎上腺、膀胱反射點幫助緩解腰痛，使用大拇指用力揉壓。強力按壓位在手背的腰部反射區（雙手手背的手腕處），直到腰痛症狀解除。

1 最有效！穴位按壓法
2 身體疼痛等不適症狀
3 想即刻緩解的不適症狀
4 生活中常見的不適症狀
5 心理與內臟的不適症狀
6 年齡增長引起的不適症狀

膝蓋痛

刺激手腳穴位能快速抑制疼痛

雙手

手掌

膝蓋

薦骨

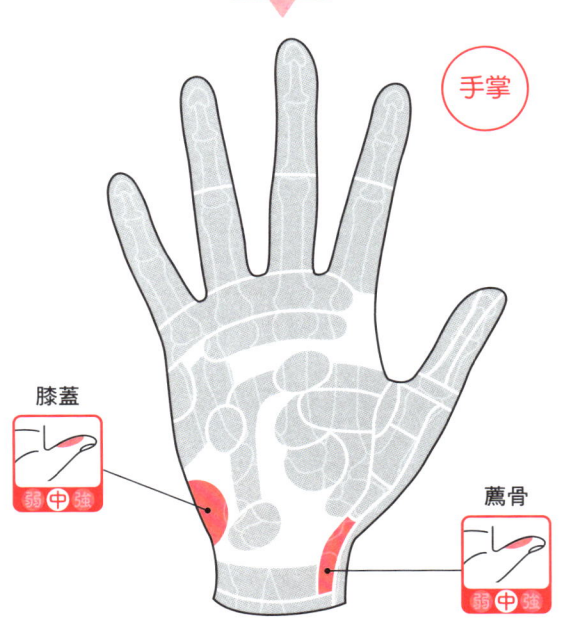

關鍵重點！

使用大拇指指腹按壓雙手手掌上的膝蓋與薦骨反射區，以及手背上的手肘與膝蓋反射區，有效減輕膝關節疼痛。持續以舒服的力道按壓。手掌與手背的穴位按摩共計5分鐘。

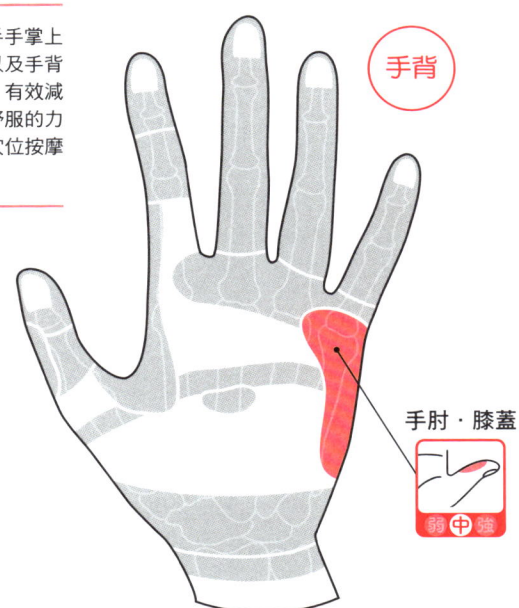

手背

手肘・膝蓋

針對慢性膝關節疼痛，按摩位於手掌的薦骨對應穴位，以及位在手背的膝蓋反射區對應穴位，都能有效緩解疼痛。另外再搭配刺激腳背上的膝蓋反射區和脛骨側對應穴位，止痛效果更好。

建議按摩時間

10分

腳背外側

關鍵重點！

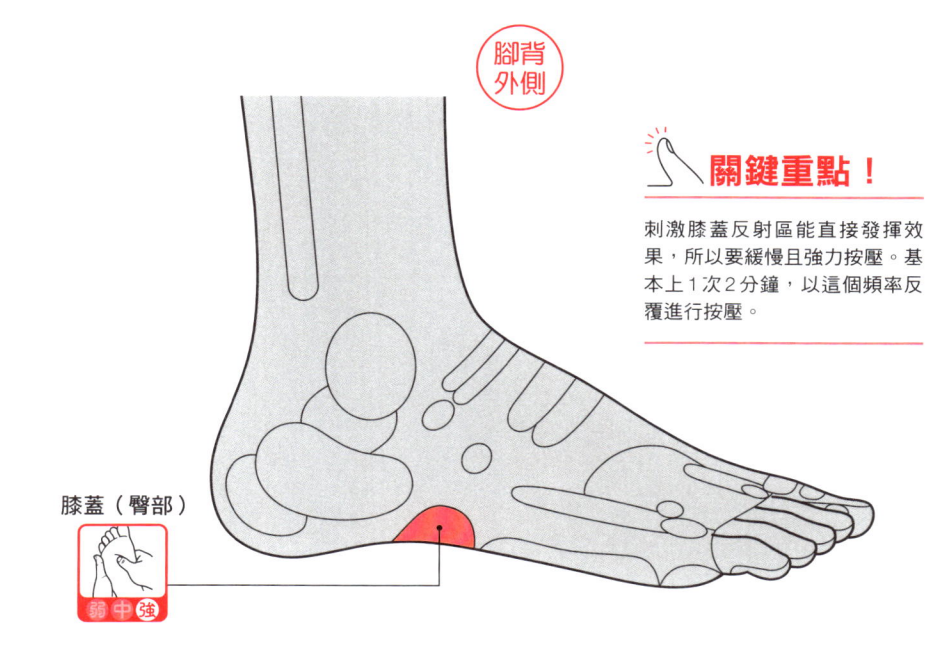

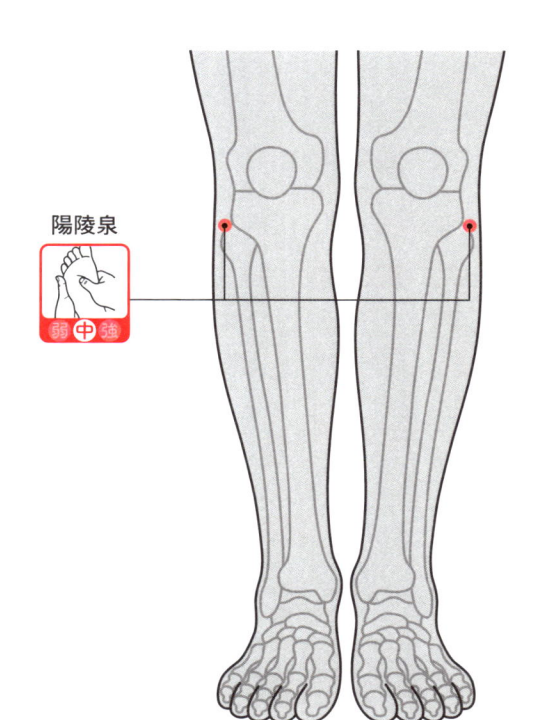

刺激膝蓋反射區能直接發揮效果，所以要緩慢且強力按壓。基本上1次2分鐘，以這個頻率反覆進行按壓。

膝蓋（臀部）

脛骨側

陽陵泉

關鍵重點！

按壓脛骨側的陽陵泉穴有助於消除肌肉疲勞。以中度力道緩慢且反覆按壓，能夠產生加倍效果。

頭痛

透過穴位刺激改善容易演變成慢性的頭痛

針對頭痛，請在服用止痛藥之前先刺激穴位。等到疼痛加劇才按壓穴位的話，通常效果會大打折扣。隱約感覺到「好像有點頭痛」時，立即刺激腳部大拇趾，幫助改善疼痛症狀。

建議按摩時間 10分

右腳腳底 / 左腳腳底

- 顳部
- 頭部
- 頭部
- 肩膀

（弱 / 中 / 強）

關鍵重點！

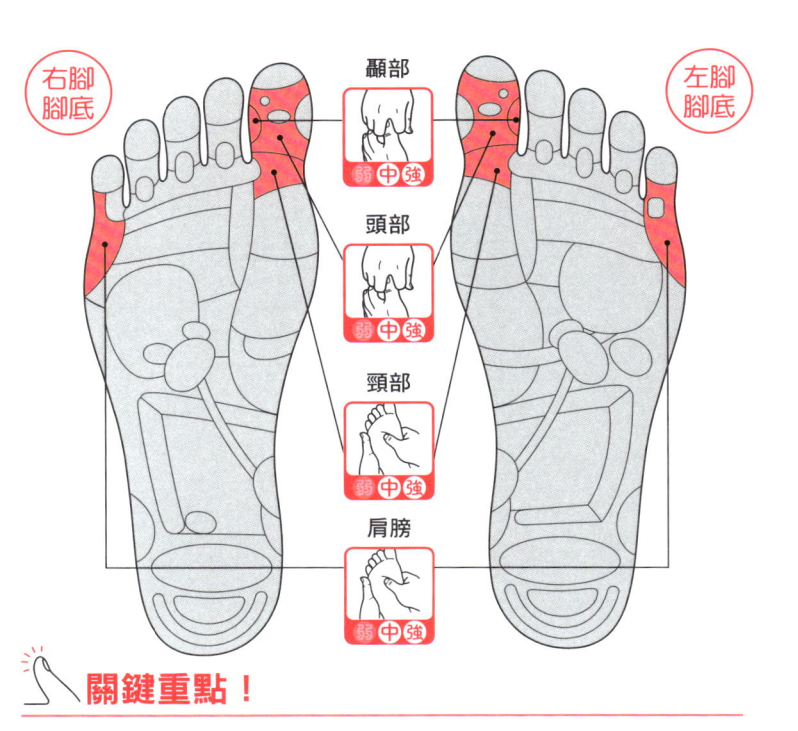

用中指和食指夾住大拇趾趾甲兩側，慢慢加強夾壓力道。重覆這個動作數次。

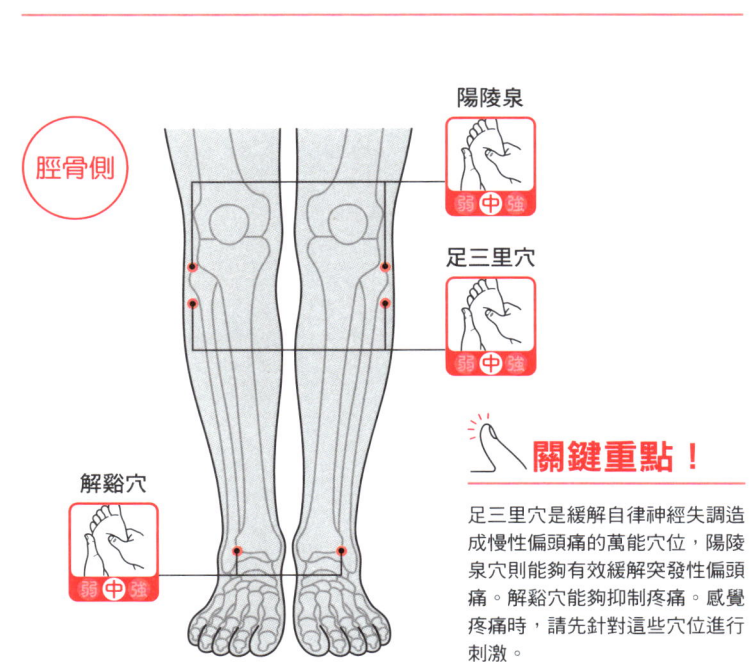

脛骨側

- 陽陵泉
- 足三里穴
- 解谿穴

（弱 / 中 / 強）

關鍵重點！

足三里穴是緩解自律神經失調造成慢性偏頭痛的萬能穴位，陽陵泉穴則能夠有效緩解突發性偏頭痛。解谿穴能夠抑制疼痛。感覺疼痛時，請先針對這些穴位進行刺激。

肩膀	頸部
腳背外側	腳背內側

關鍵重點！

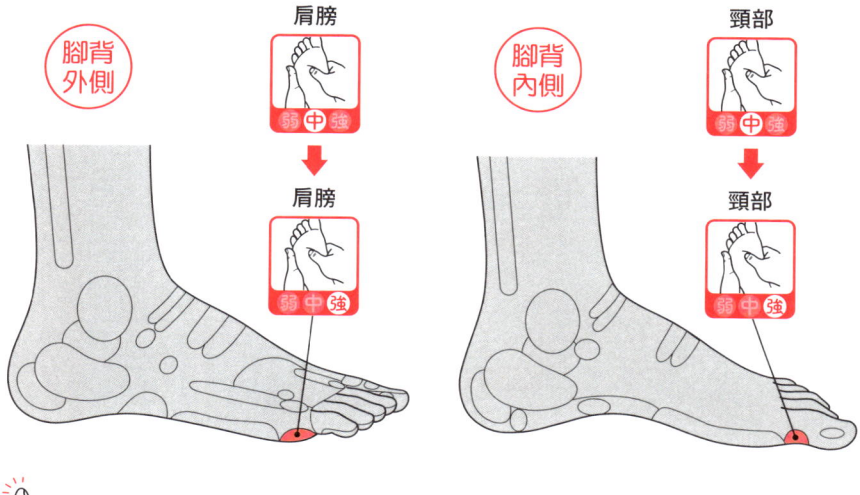

使用指腹按壓頸部反射點，起初輕柔按壓，然後慢慢加強按壓力道。扭轉肩膀反射點的小趾也同樣具有緩解疼痛的效果。

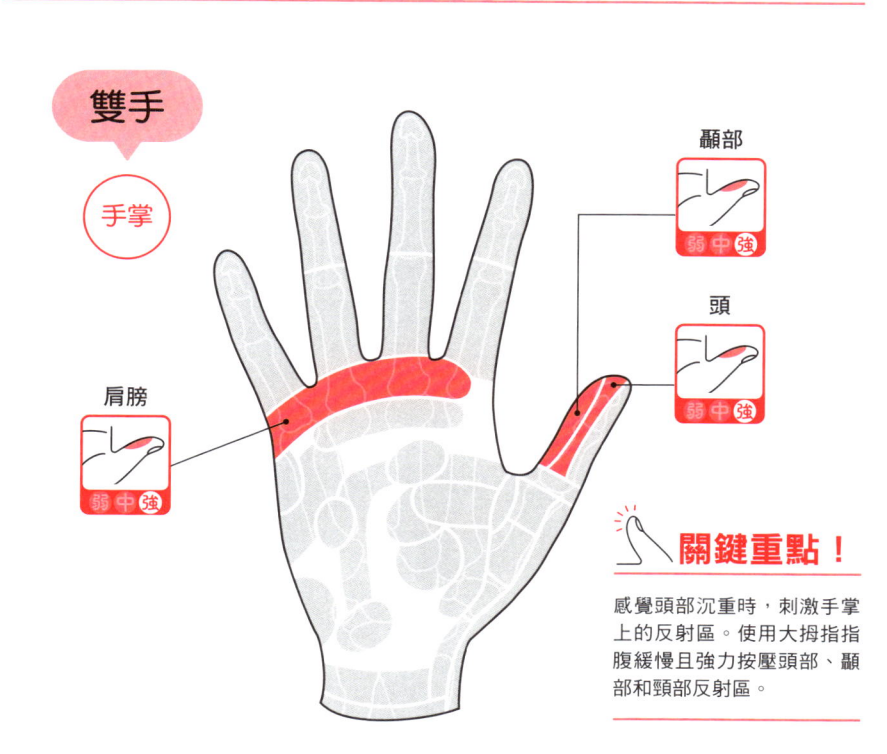

雙手

手掌

顳部

頭

肩膀

關鍵重點！

感覺頭部沉重時，刺激手掌上的反射區。使用大拇指指腹緩慢且強力按壓頭部、顳部和頸部反射區。

牙痛

透過刺激穴位緩和突發性牙痛

右腳腳底　鼻竇　左腳腳底
顎部
頸部
淋巴腺

關鍵重點！

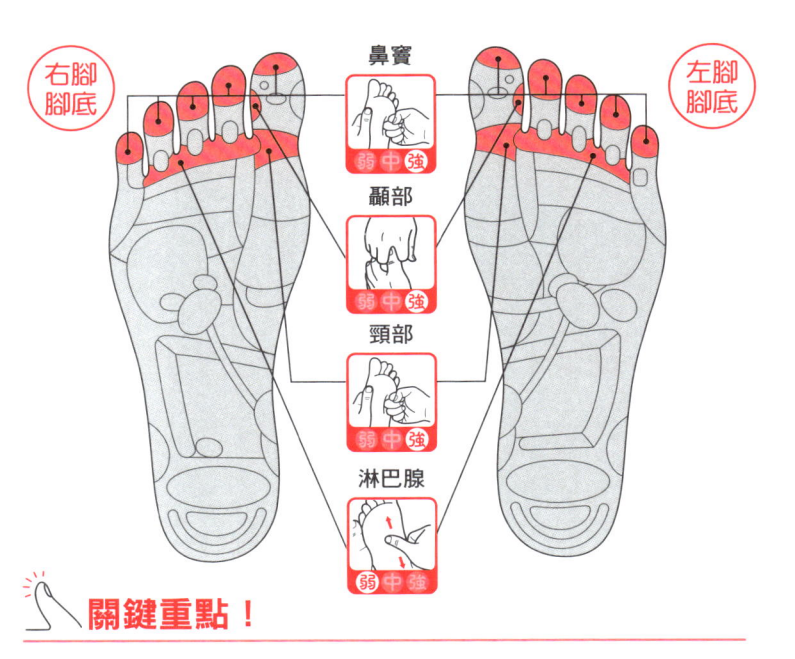

以屈指點手法強力按揉頸部和鼻竇反射區。以指側夾壓手法強力刺激顎部反射區。針對淋巴腺反射區，則是採用輕柔的摩擦手法。

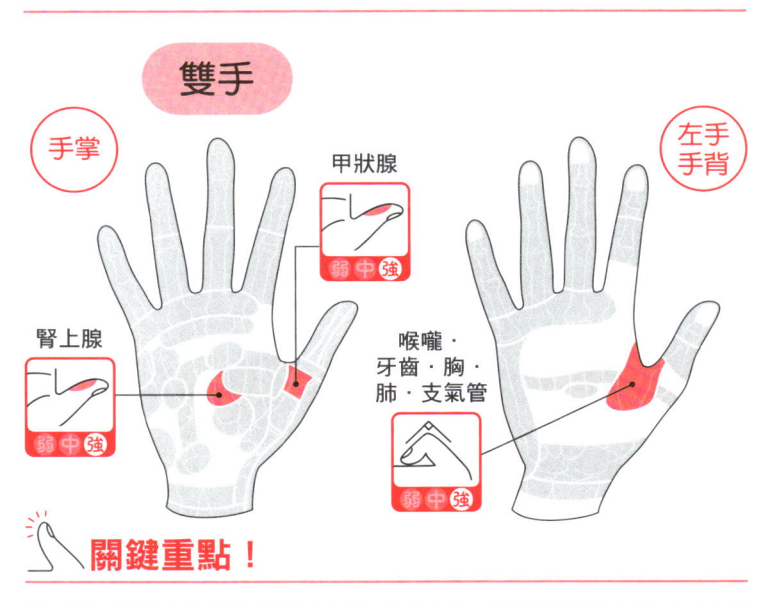

雙手

手掌　甲狀腺　左手手背
腎上腺
喉嚨・牙齒・胸・肺・支氣管

關鍵重點！

用大拇指指腹強力按壓雙手甲狀腺和腎上腺的穴位。以指甲前端用力按壓左手大拇指與食指之間的虎口部位。雙手手掌與左手手背的穴位按摩共計4分鐘左右，施以極強烈刺激。

牙痛時不要慌張，先嘗試強烈刺激穴位於腳背的上下顎反射區，以及腳底的頸部反射區，應該有助於緩和疼痛。在疼痛緩解之前，強力刺激鼻竇和顎部反射區。

建議按摩時間

7分

36

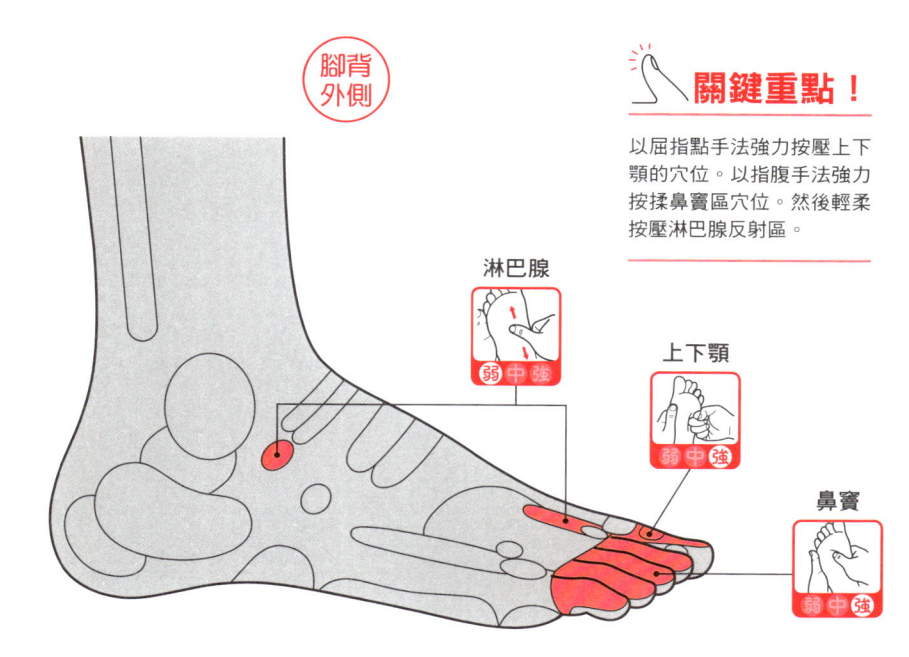

腳背外側

關鍵重點！

以屈指點手法強力按壓上下顎的穴位。以指腹手法強力按揉鼻竇區穴位。然後輕柔按壓淋巴腺反射區。

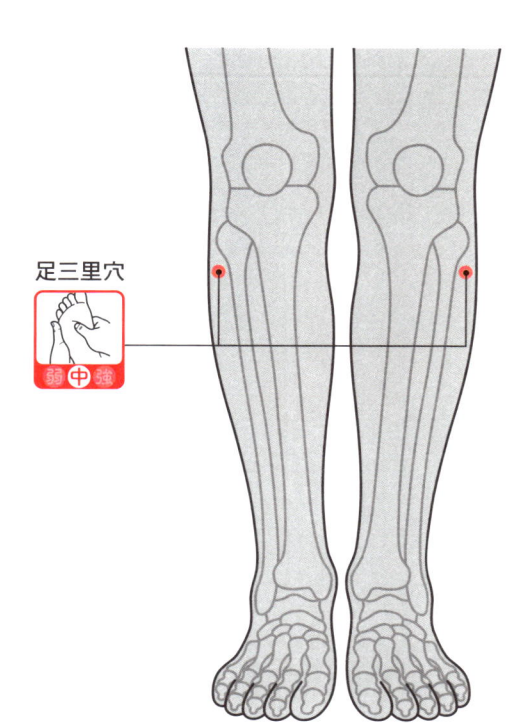

淋巴腺
弱 中 強

上下顎
弱 中 強

鼻竇
弱 中 強

脛骨側

足三里穴
弱 中 強

關鍵重點！

萬能的足三里穴具有抑制突發性疼痛的效果。同時刺激腳底和腳背，更能發揮加乘效果。

1 最有效！穴位按壓法

2 身體疼痛等不適症狀

3 想即刻緩解的不適症狀

4 生活中常見的不適症狀

5 心理與內臟的不適症狀

6 年齡增長引起的不適症狀

37

肩頸僵硬

穴位刺激等同於全身運動，促進血液循環

同時刺激手和腳的反射區，等同於進行全身運動，有助於促進血液循環。施以刺激的前後先稍微轉動肩膀、甩動手腕、轉動腳踝，幫助提升刺激效果。

建議按摩時間 **10分**

雙手

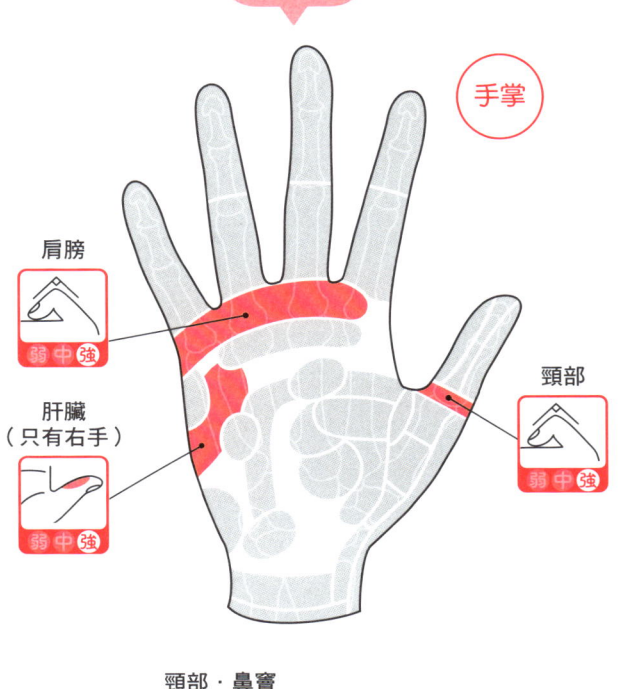

手掌
- 肩膀（弱中**強**）
- 肝臟（只有右手）（弱中**強**）
- 頸部（弱中**強**）

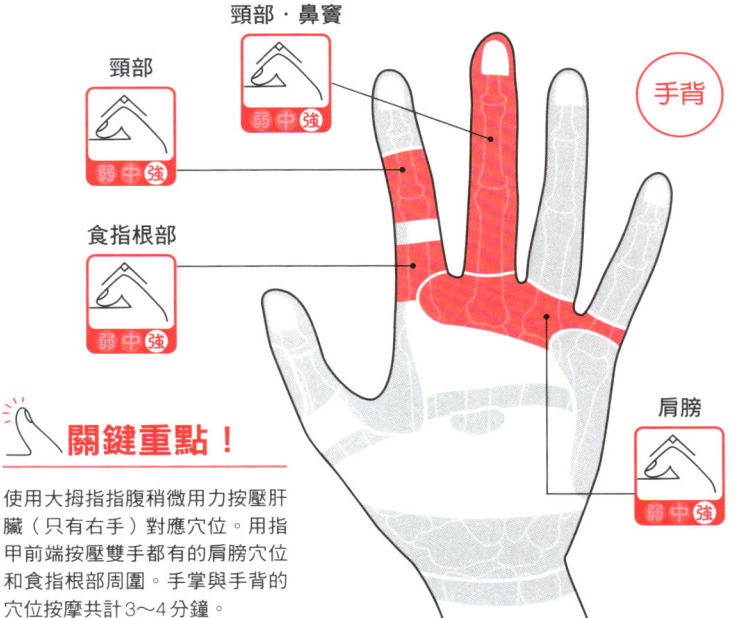

手背
- 頸部（弱中**強**）
- 頸部・鼻竇（弱中**強**）
- 食指根部（弱中**強**）
- 肩膀（弱中**強**）

關鍵重點！

使用大拇指指腹稍微用力按壓肝臟（只有右手）對應穴位。用指甲前端按壓雙手都有的肩膀穴位和食指根部周圍。手掌與手背的穴位按摩共計3〜4分鐘。

38

1	最有效！穴位按壓法
2	身體疼痛等不適症狀
3	想即刻緩解的不適症狀
4	生活中常見的不適症狀
5	心理與內臟的不適症狀
6	年齡增長引起的不適症狀

右腳腳底　頸部　左腳腳底

斜方肌

肩膀

關鍵重點！

使用屈指點手法強力刺激腳底。以揉壓方式按柔肩膀對應穴位。一手支撐腳跟，一手揉壓頸部和斜方肌反射區。

腳背外側　肩甲骨　　　　腳背內側　頸部

肩膀

關鍵重點！

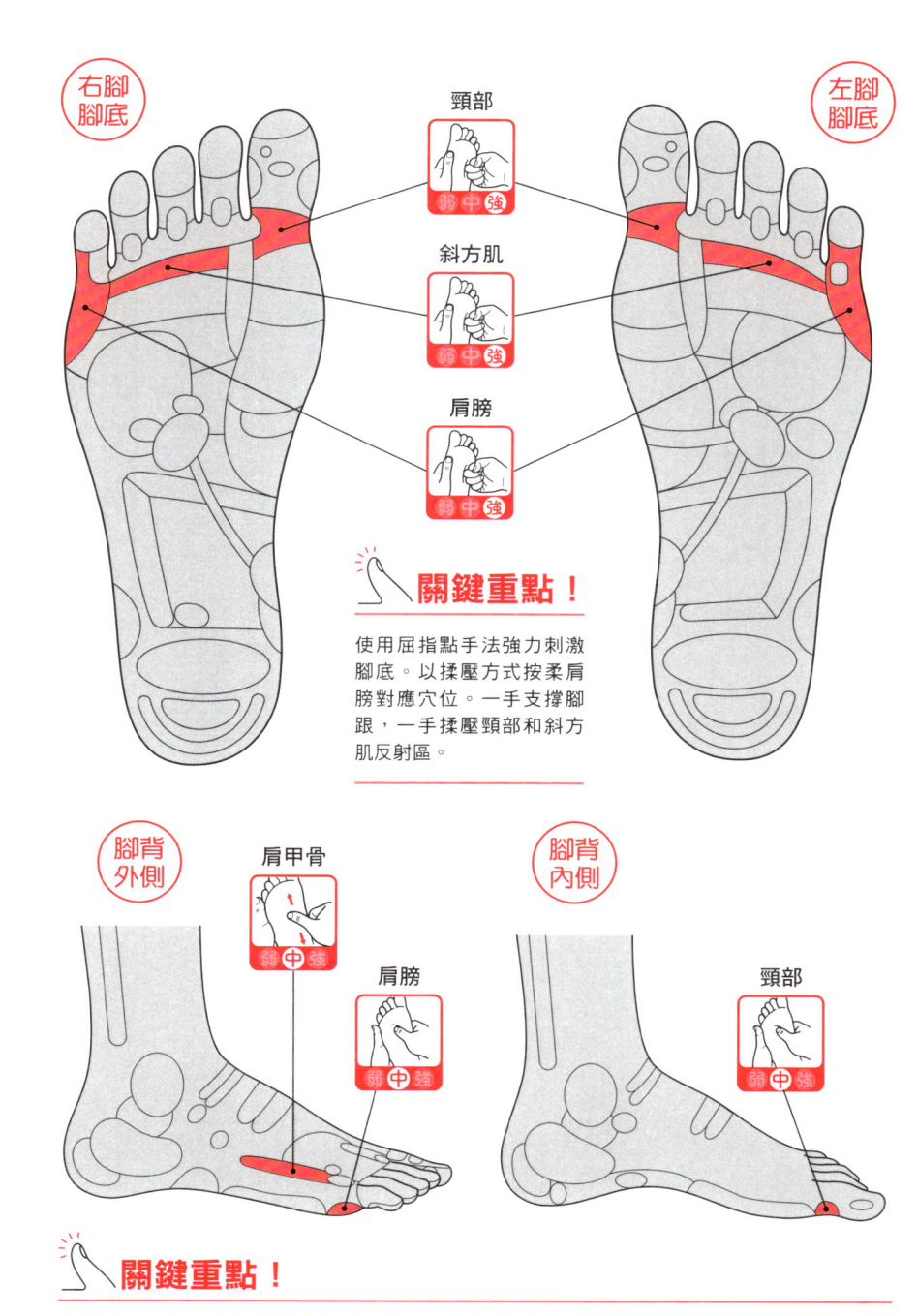

先轉動腳踝放鬆腳部，接著使用指腹以正常力道進行刺激。使用摩擦手法並將重點擺在肩胛骨對應穴位。

胃痛

調整胃酸分泌，促使恢復正常胃功能

80%的胃部問題源自於壓力或焦慮。胃酸多的人可以刺激頸部反射區。出現胃痛或胸口灼熱時，刺激腳底中心部位的穴位，幫助緩解不適症狀。

建議按摩時間 10分

雙手

手掌
- 太陽神經叢（弱中強）
- 腎上腺（弱中強）
- 消化器官（弱中強）

左甲
- 橫膈膜（弱中強）
- 太陽神經叢（弱中強）
- 情緒壓力（只有左手）（弱中強）

關鍵重點！

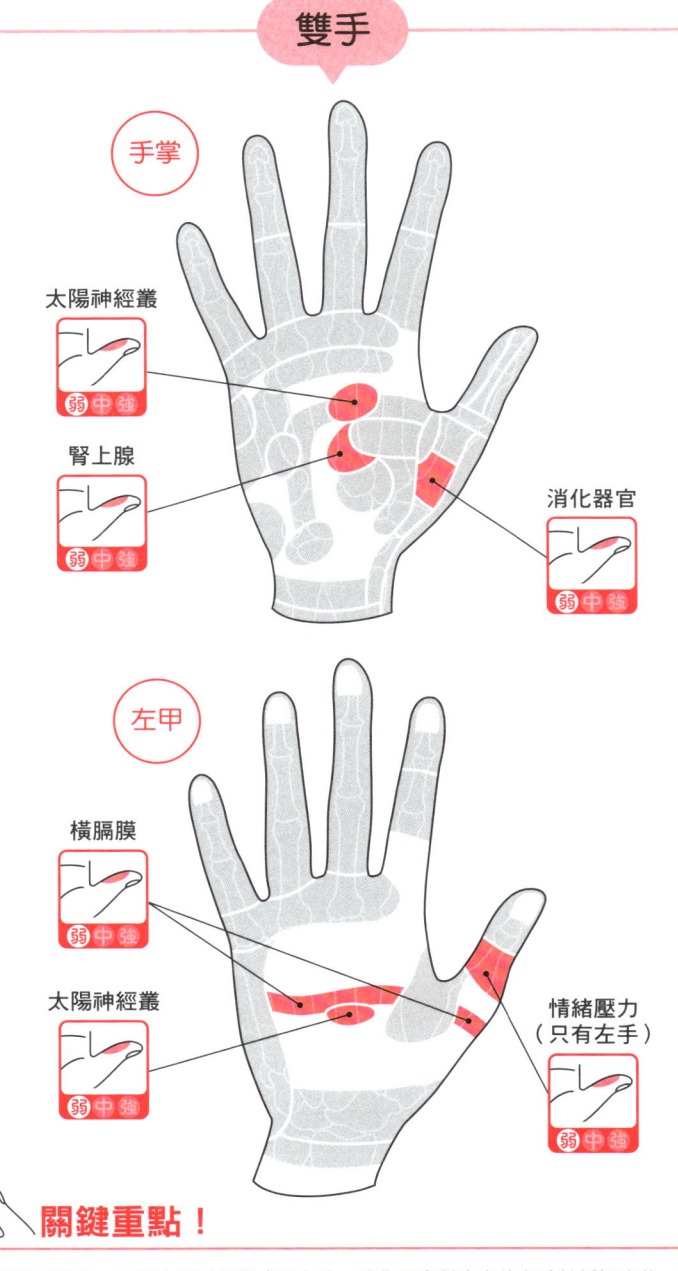

針對胸口灼熱，按壓太陽神經叢或腎上腺、消化器官對應穴位有助於緩解症狀。雙手都有消化器官反射區，但按壓左手的反射區對緩解胸口灼熱感比較有效。手背部分，則是揉壓左手的情緒壓力反射區和雙手的橫膈膜、太陽神經叢對應穴位。手掌與手背的穴位按摩共計4分鐘左右，力道都不要過大。

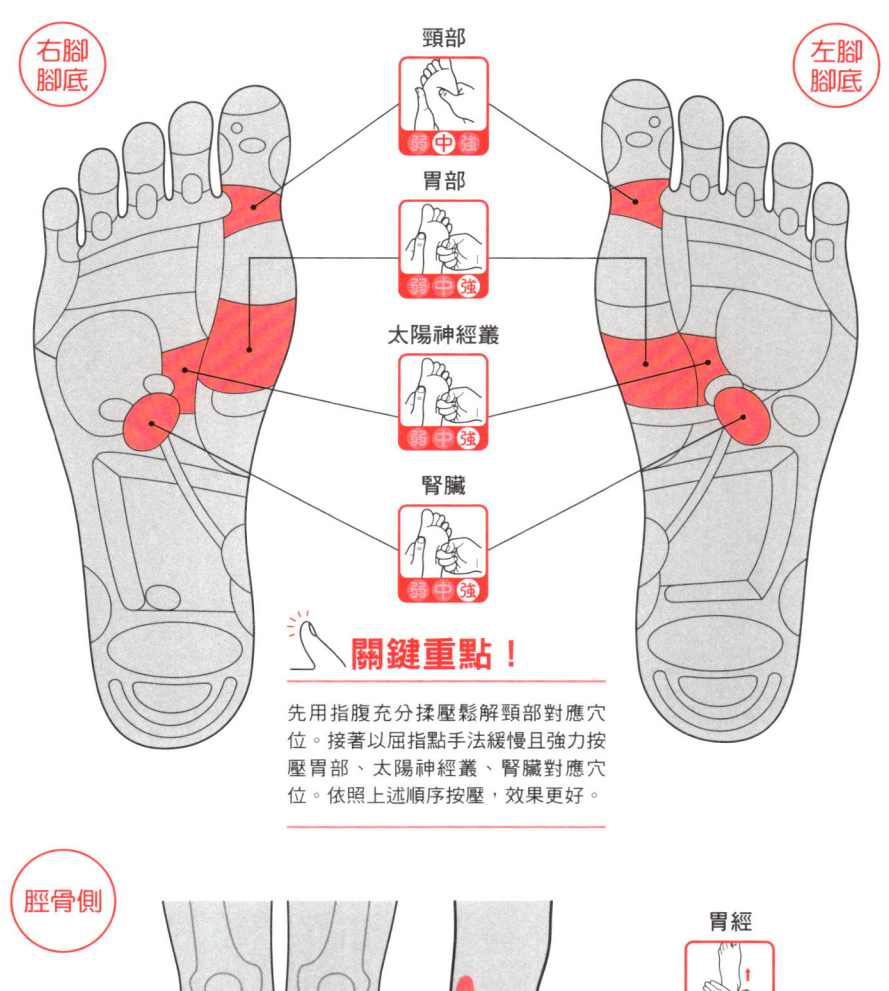

1 最有效！穴位按壓法

2 身體疼痛等不適症狀

3 想即刻緩解的不適症狀

4 生活中常見的不適症狀

5 心理與內臟的不適症狀

6 年齡增長引起的不適症狀

右腳腳底　頸部　左腳腳底

胃部

太陽神經叢

腎臟

弱中強

關鍵重點！

先用指腹充分揉壓鬆解頸部對應穴位。接著以屈指點手法緩慢且強力按壓胃部、太陽神經叢、腎臟對應穴位。依照上述順序按壓，效果更好。

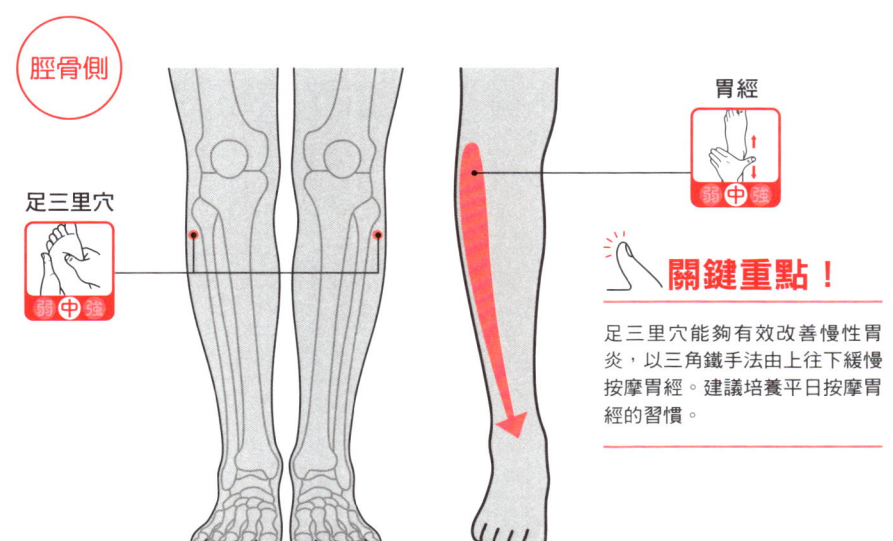

脛骨側

足三里穴

胃經

弱中強

關鍵重點！

足三里穴能夠有效改善慢性胃炎，以三角鐵手法由上往下緩慢按摩胃經。建議培養平日按摩胃經的習慣。

41

沾黏性肩關節囊炎

搭配肩關節運動一起進行更有效

沾黏性肩關節囊炎的初始症狀為肩膀突發性疼痛，然後手臂漸漸無法向上抬高，截至目前為止，發病原因尚不明確。建議平時多活動肩關節以避免沾黏性肩關節囊炎的發生。一旦出現疼痛現象，也可以透過刺激穴位加以緩解。

建議按摩時間 10分

雙手

手掌

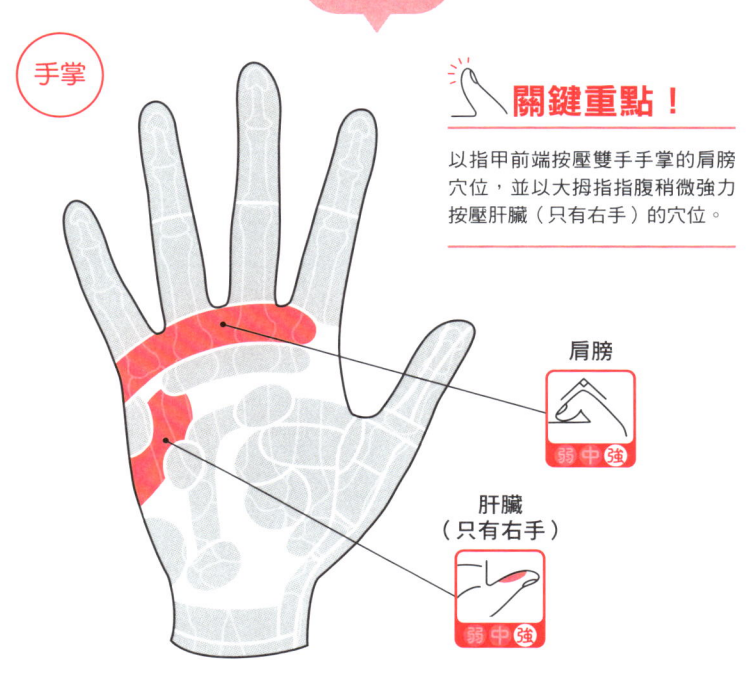

關鍵重點！
以指甲前端按壓雙手手掌的肩膀穴位，並以大拇指指腹稍微強力按壓肝臟（只有右手）的穴位。

- 肩膀（弱 中 強）
- 肝臟（只有右手）（弱 中 強）

腳背外側

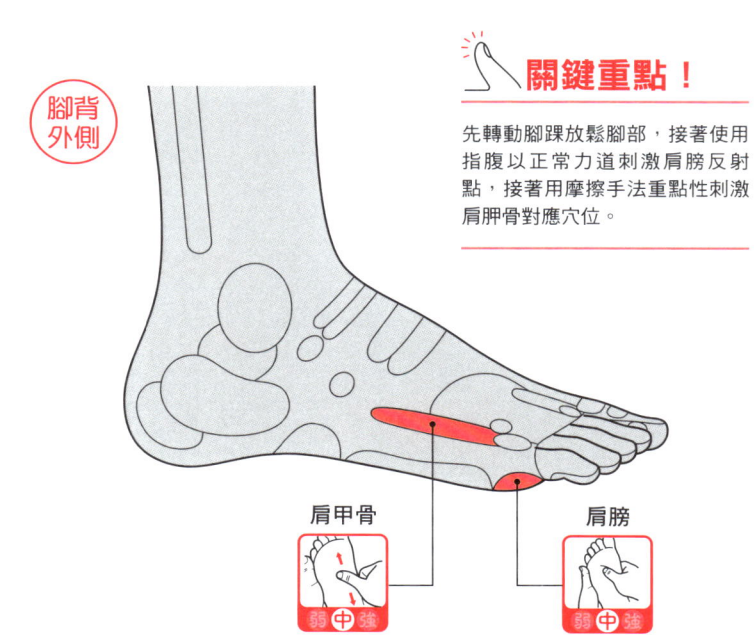

關鍵重點！
先轉動腳踝放鬆腳部，接著使用指腹以正常力道刺激肩膀反射點，接著用摩擦手法重點性刺激肩胛骨對應穴位。

- 肩甲骨（弱 中 強）
- 肩膀（弱 中 強）

42

右腳腳底

頸部

斜方肌

肩膀

左腳腳底

關鍵重點！

所有穴位都透過屈指點手法強力施以刺激。揉壓肩膀對應穴位，一隻手支撐腳跟，一隻手揉壓鬆解斜方肌反射區。

小腿肚

附陽穴

關鍵重點！

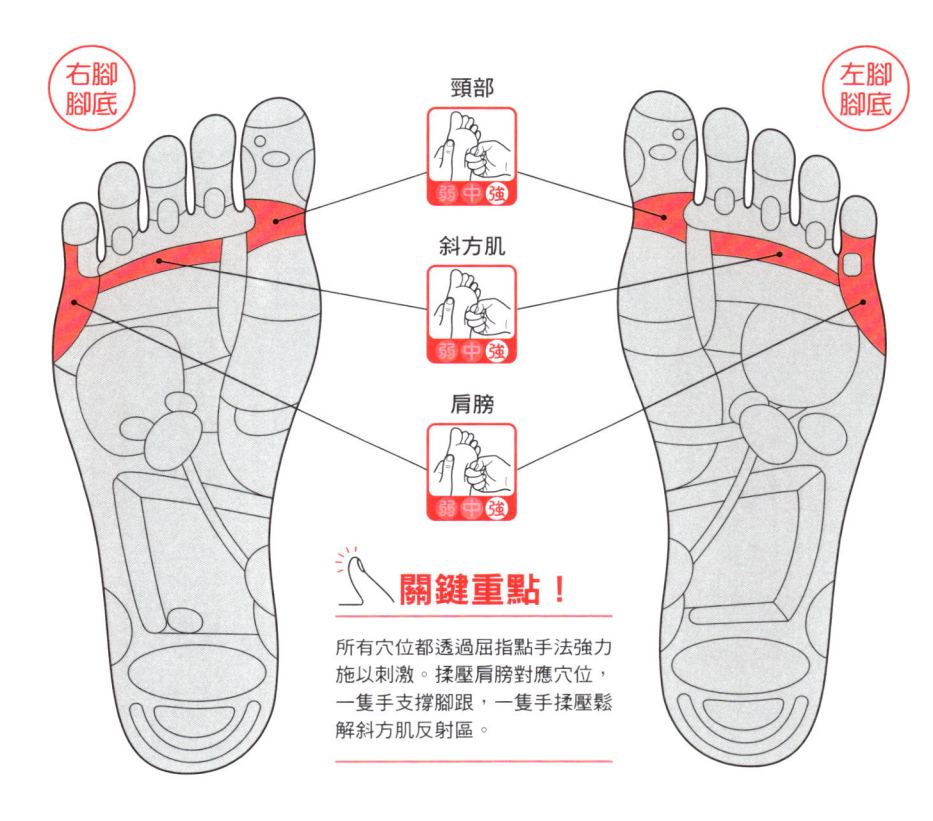

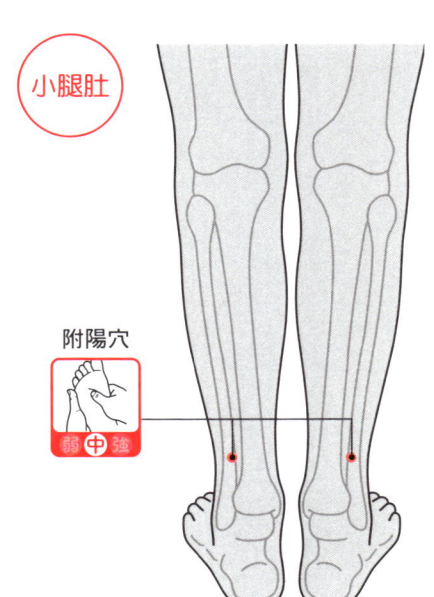

最後緩慢刺激附陽穴。

1 最有效！穴位按壓法

2 身體疼痛等不適症狀

3 想即刻緩解的不適症狀

4 生活中常見的不適症狀

5 心理與內臟的不適症狀

6 年齡增長引起的不適症狀

坐骨神經痛

減輕逐漸擴散的鈍痛感

雙手

手掌

手肘

膝蓋

腎上腺

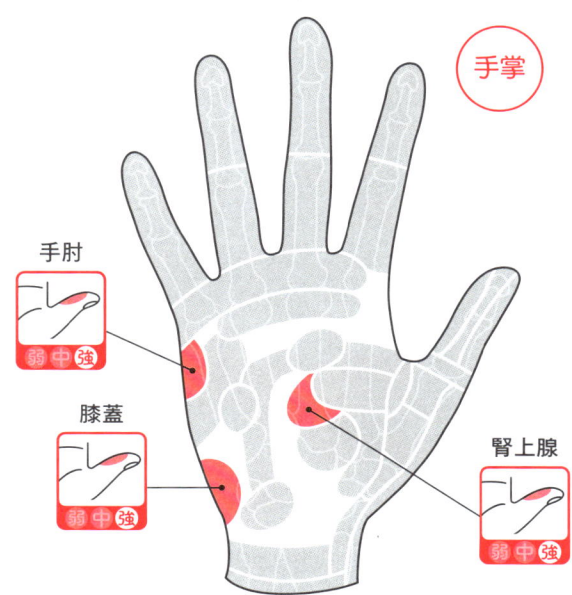

關鍵重點！

以稍微感到疼痛的力道按壓雙手手掌的手肘、膝蓋、腎上腺對應穴位。有坐骨神經痛的人，建議經常活動雙手的無名指和小指。手掌與手背的穴位按摩共計6分鐘，盡可能強力按壓。

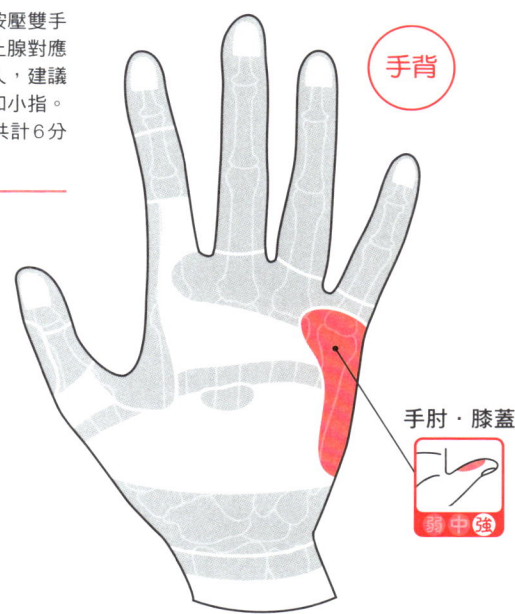

手背

手肘・膝蓋

坐骨神經痛常因缺乏運動或身體虛寒，導致腿部肌肉收縮而引發。建議先放鬆肌肉，泡澡促進血液循環後再進行按摩。

建議按摩時間

10分

44

1	最有效！穴位按壓法
2	身體疼痛等不適症狀
3	想即刻緩解的不適症狀
4	生活中常見的不適症狀
5	心理與內臟的不適症狀
6	年齡增長引起的不適症狀

右腳腳底　　左腳腳底

甲狀腺
弱 中 強

肝臟（只有右腳）
弱 中 強

腎上腺
弱 中 強

腎臟
弱 中 強

關鍵重點！

用指腹緩慢且強力按壓腎上腺反射區。用指腹以中等力道按壓甲狀腺和腎臟反射區。接著用屈指點手法強力刺激肝臟（只有右腳）反射區。

小腿肚

委中穴
弱 中 強

關鍵重點！

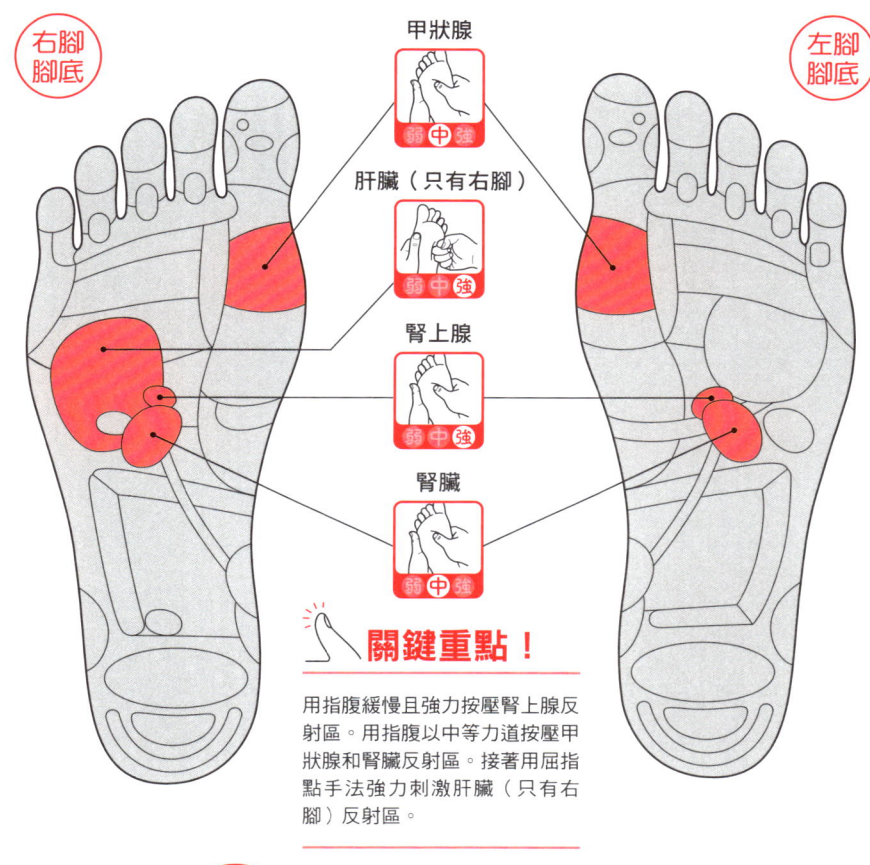

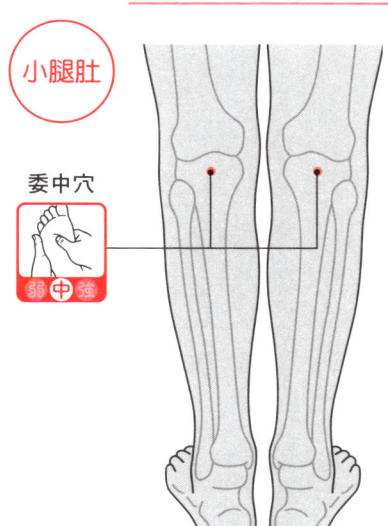

最後以中等力道緩慢刺激委中穴，委中穴不僅能緩解背部以下的疼痛症狀，同時也具有預防效果。

45

神經痛

確實按壓穴位以減輕疼痛

左腳腳底

甲狀腺 弱 中 強

腎臟 弱 中 強

右腳腳底

甲狀腺 弱 中 強

腎臟 弱 中 強

針對各類神經痛，按壓胸椎、腎臟、甲狀腺反射區穴位都有助於緩解症狀。除此之外，也要確實刺激腳底、腳背、手掌的所有穴位。

建議按摩時間 **7分**

關鍵重點！

就像是暖身，使用指腹且多花點時間揉壓放鬆腎臟反射區。有神經痛症狀的人，對甲狀腺反射區的穴位按摩特別敏感，觀察當事人狀態的同時，以拇趾勾扣手法強力揉壓甲狀腺反射區。

46

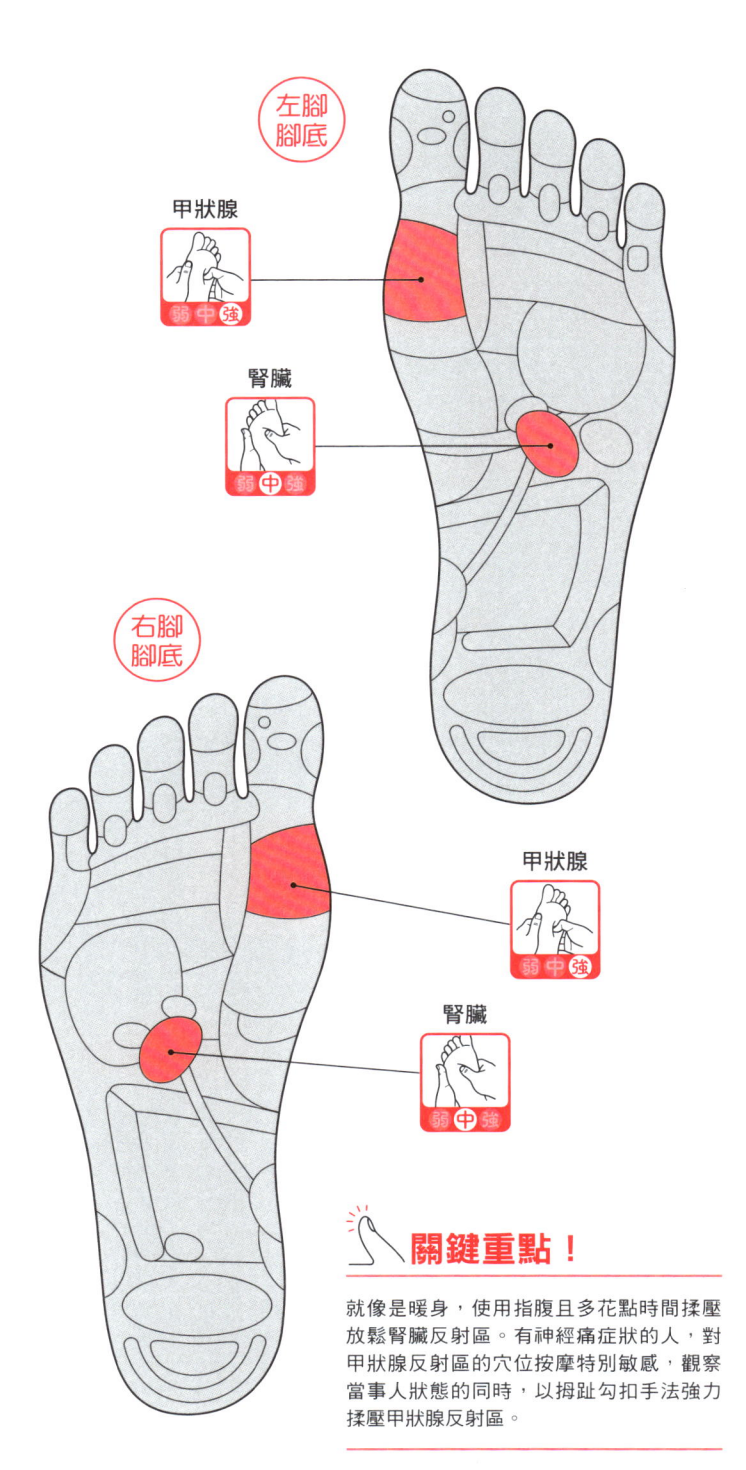

直腸

腳背內側

胸椎

關鍵重點！

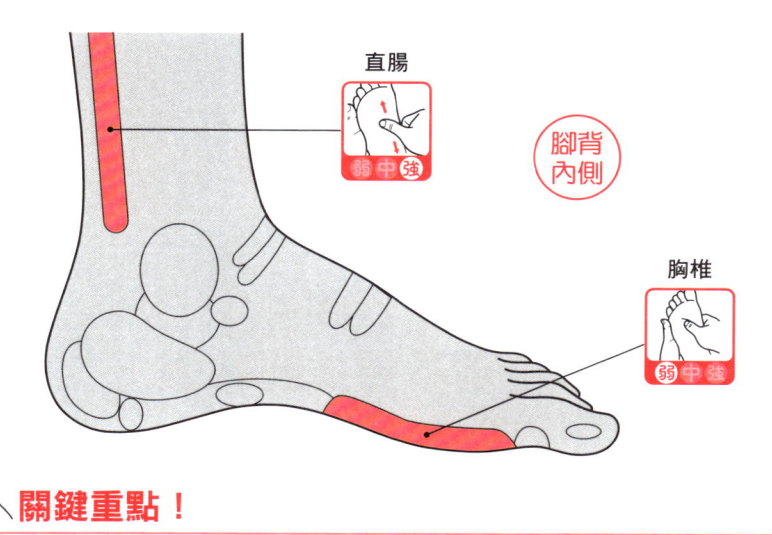

胸椎反射區比較敏感，所以用指腹輕柔按壓就好，針對高齡者，更要謹慎且緩慢施以刺激。另外以摩擦手法強力按壓直腸反射區。

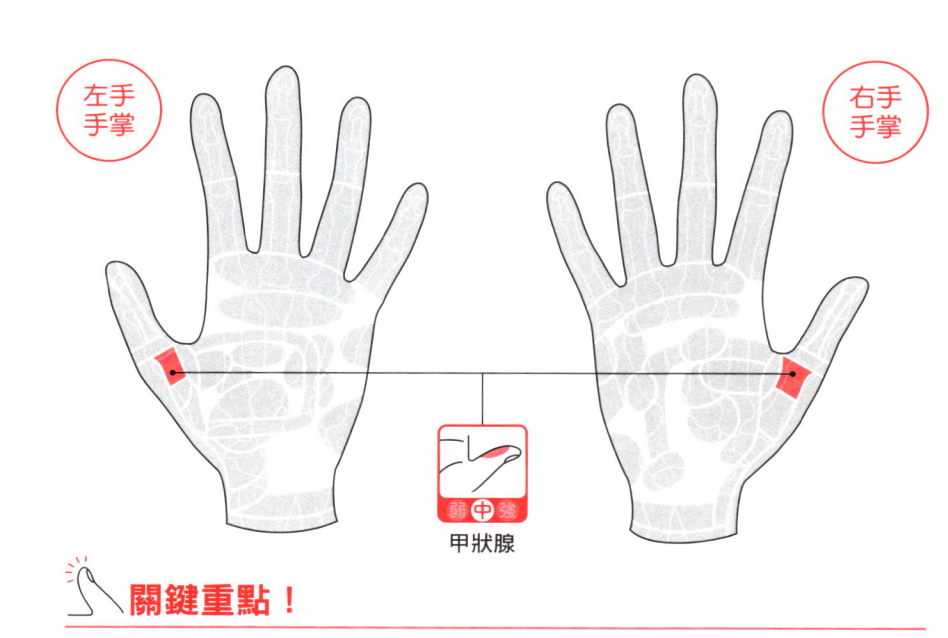

左手手掌　　　　　　　　　　**右手手掌**

甲狀腺

關鍵重點！

以大拇指指腹緩慢且漸漸擴大範圍地按壓位於大拇指根部的甲狀腺反射區。按壓3分鐘。

Column 1

這些情況下
千萬不要按壓穴道！

　　穴位刺激療法固然簡單，也容易感受到效果，但根據身體當下的狀態，有時候必須避免進行刺激穴位的行為。例如飯後30分鐘內、喝酒時、剛洗完澡時，請千萬不要按壓穴位。

　　雖然刺激錯誤的穴位不會造成傷害，但由於會促使血液循環並進而活化內臟，有時可能因此產生反效果，所以這一點務必多加留意。

　　有以下這些情況，請千萬不要進行穴位刺激療法。

- 皮膚有腫塊、受傷或有傷口　●骨折
- 吐血或嘔吐後
- 剛發生腦出血、腦栓塞後
- 患有重度腎功能障礙或心臟病
- 出現心律不整時　●患有癌症時
- 發燒體溫超過38℃時
- 長期服用荷爾蒙藥物
- 極度疲勞時　●懷孕中

第 3 章

想即刻緩解的不適症狀

〈根據惱人部位〉最佳手腳穴位組合 ②

即刻處理身體的不適徵兆！
越早按壓，越快舒緩症狀。

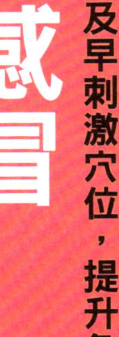

感冒

及早刺激穴位，提升免疫力

雙手

手掌
- 鼻竇
- 呼吸器官・口腔
- 腎上腺
- 鼻子

手背
- 頸部・鼻竇
- 鼻竇
- 頸部
- 喉嚨・牙齒・胸・肺・支氣管

關鍵重點！

以大拇指緩慢且用力的方式按壓或揉壓，感冒症狀會逐漸緩和。用大拇指指甲前端按壓手背上呼吸相關的對應穴位。手掌與手背的穴位按摩共計4分鐘。

感冒初期是關鍵時刻。感到身體不舒服、疲累、身體微熱時，立刻進行穴位按摩，既能提升免疫力，也能預防症狀惡化。

建議按摩時間 **10分**

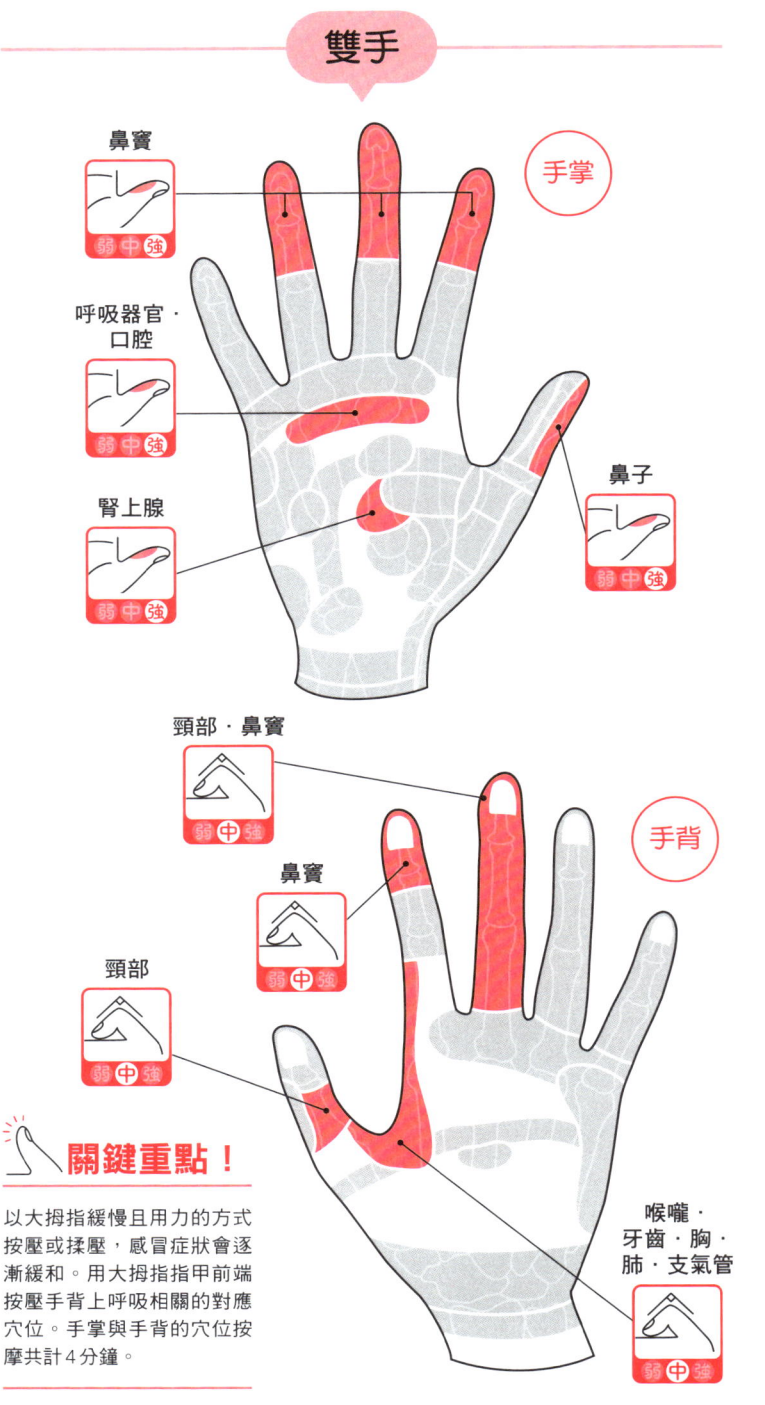

右腳腳底　鼻竇　左腳腳底

鼻子

腎臟

脾臟（只有左腳）

關鍵重點！

以指腹緩慢按壓腎臟與脾臟反射區。用指側夾壓手法慢慢刺激鼻子反射區。另外，以屈指點手法稍微上下用力刺激鼻竇對應穴位。

腳背外側　扁桃腺　喉嚨　鼻竇

腳背內側　鼻子

關鍵重點！

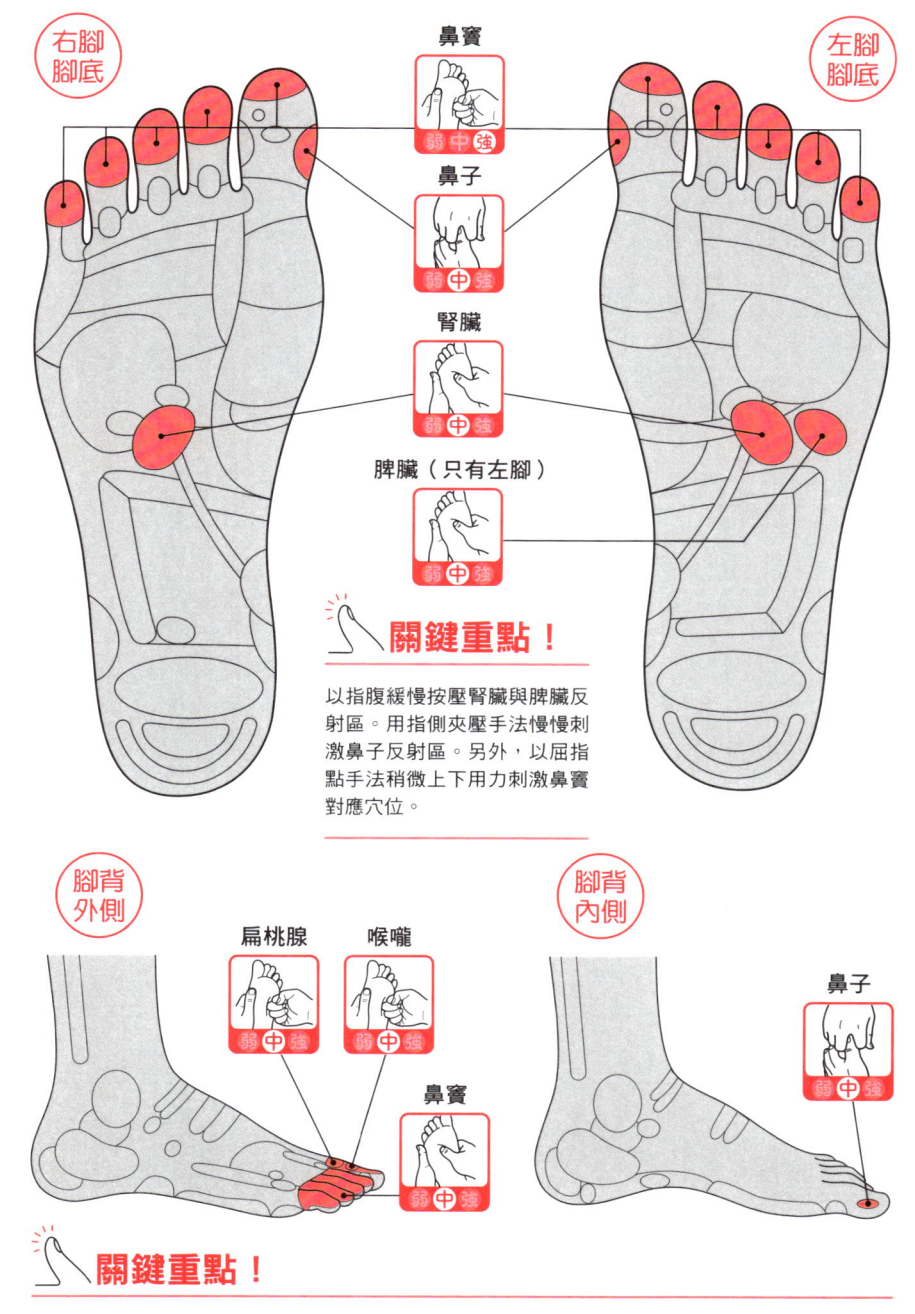

以指腹按壓腳背的鼻竇反射區，並且前後摩擦施以刺激。接著以屈指點手法刺激扁桃腺和喉嚨反射區。最後以指側夾壓手法刺激鼻子反射區。

鼻塞・花粉症

幫助鼻子暢通的穴位

若鼻子阻塞不暢通,容易出現缺氧現象,而且身體容易感到疲累、變得比較沒有耐心、極度無法集中精神。這時候同時刺激手和腳的穴位,有助於提升幹勁。

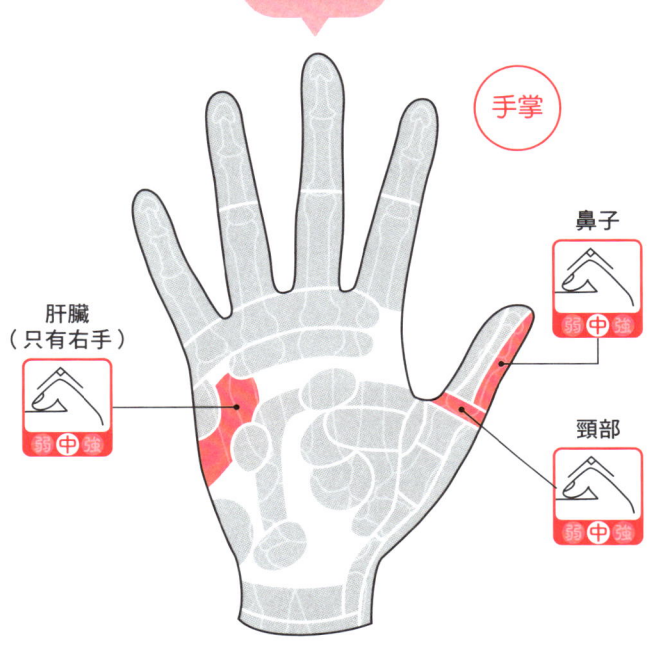

建議按摩時間 **7分**

雙手

手掌

- 鼻子
- 肝臟（只有右手）
- 頸部

關鍵重點！

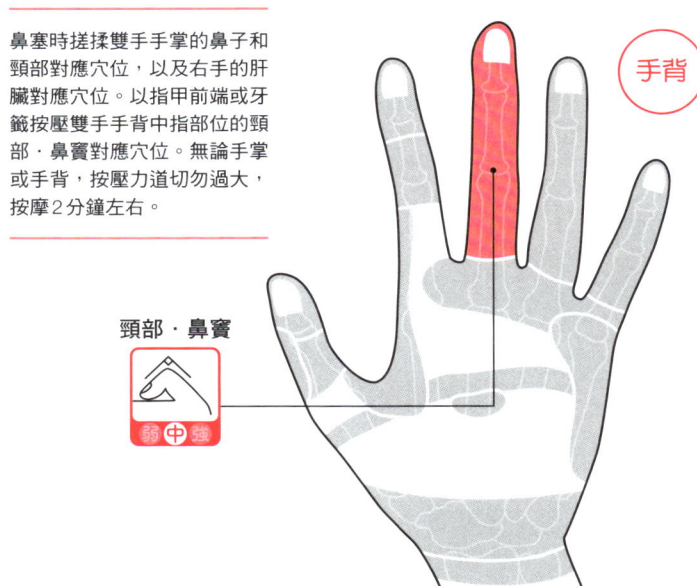

鼻塞時搓揉雙手手掌的鼻子和頸部對應穴位,以及右手的肝臟對應穴位。以指甲前端或牙籤按壓雙手手背中指部位的頸部・鼻竇對應穴位。無論手掌或手背,按壓力道切勿過大,按摩2分鐘左右。

手背

- 頸部・鼻竇

52

| 右腳腳底 | | 左腳腳底 |

鼻竇
鼻子
腎上腺

關鍵重點！

以指側夾壓手法紮實地刺激鼻子穴位。接著以屈指點手法上下摩擦般刺激鼻竇對應穴位。最後慢慢地按壓腎上腺反射區。

小腿肚 — 飛揚

脛骨側 — 足三里穴

關鍵重點！

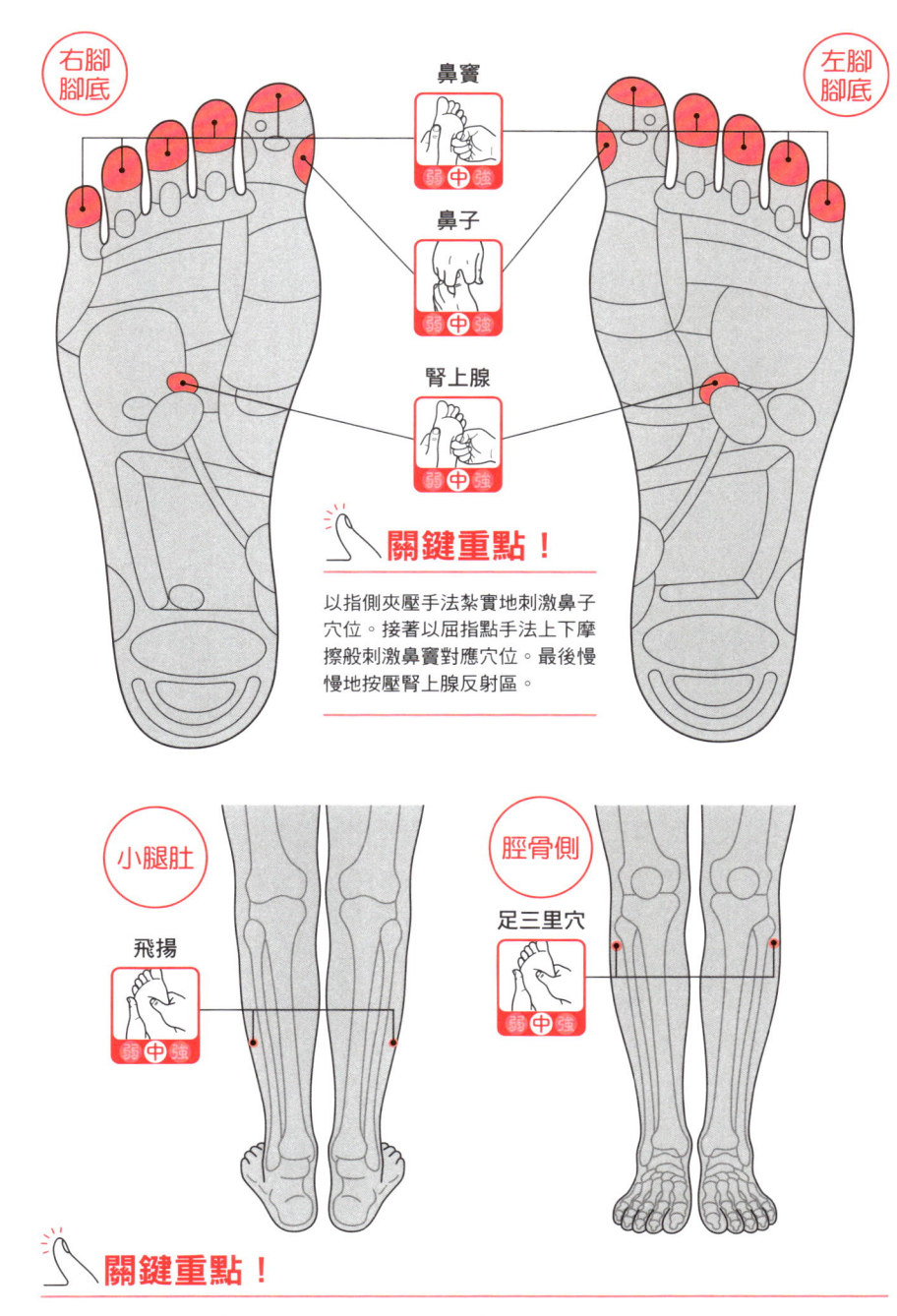

飛揚穴以有效消除腳部疲勞而聞名，但其實對緩解鼻塞和花粉症也很有效。足三里穴能夠有效改善鼻炎，要確實按壓施以刺激。

宿醉

刺激肝臟對應穴位具有預防效果

左腳腳底

胃

腎臟

膀胱

關鍵重點！
喝酒前按壓肝臟反射區（只有右腳），喝完酒後以指腹揉壓腎臟和胃的對應穴位。以屈指點手法刺激膀胱反射區。

脛骨側

曲泉穴

肝經

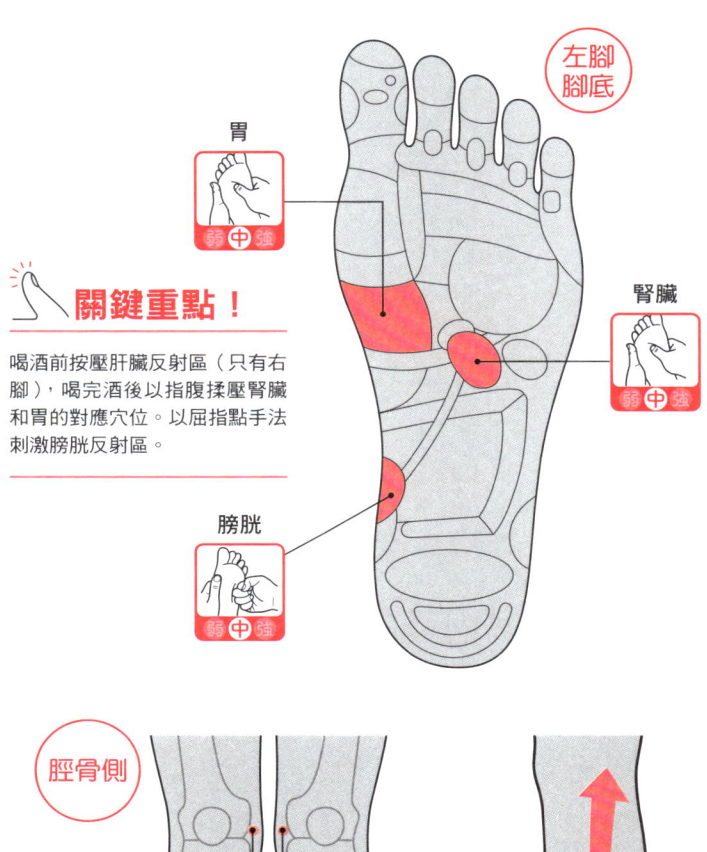

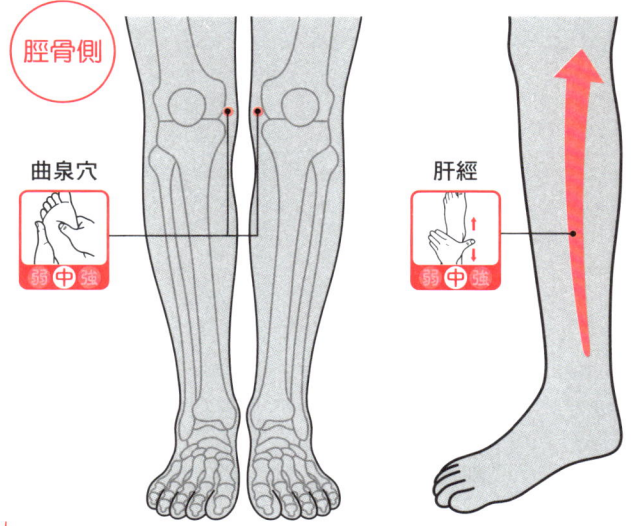

關鍵重點！
曲泉穴能夠強化肝功能。以指腹按壓施以刺激，然後沿著肝經由下往上按摩。

喝酒前先刺激肝臟對應穴位，有助於預防宿醉。出現宿醉現象時，按壓手部的消化器官對應穴位、腳部的腎臟和胃對應穴位，加速乙醛代謝。

建議按摩時間 **10分**

54

右腳腳底

- 肝臟（只有右腳）
- 胃
- 腎臟
- 膀胱

雙手

手掌
- 肝臟（只有右手）
- 太陽神經叢
- 腎上腺
- 消化器官

手背
- 橫膈膜
- 太陽神經叢

關鍵重點！

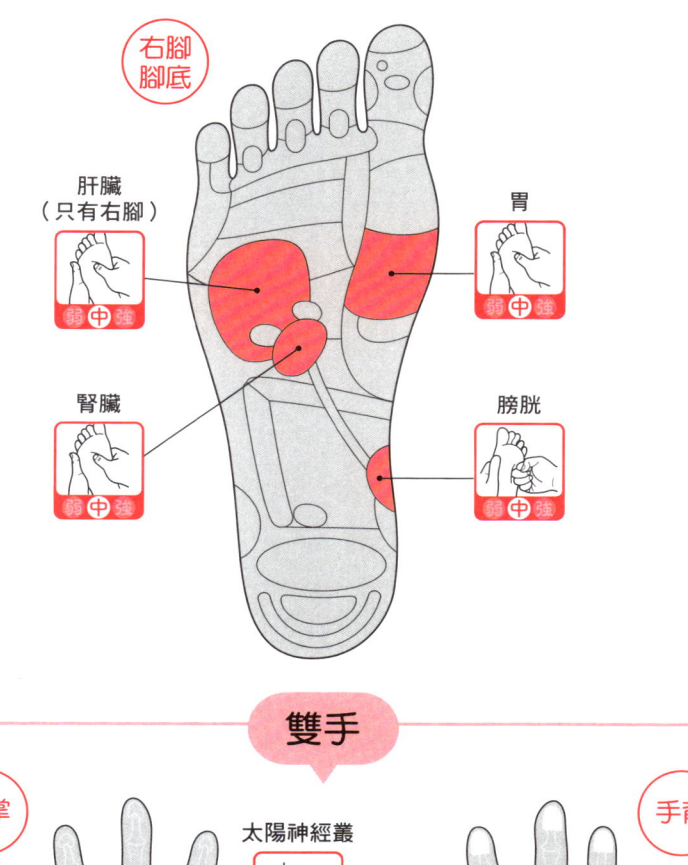

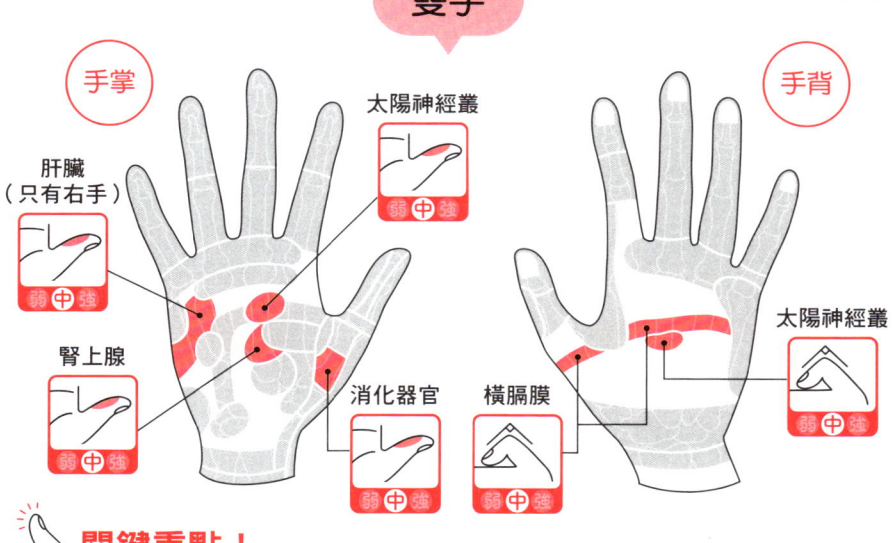

手掌與手背的穴位按摩共計3分鐘。調整力道，以不會感到疼痛為原則，使用大拇指指腹按壓雙手穴位。以指甲前端揉壓位於雙手手背的橫膈膜和太陽神經叢對應穴位。

腹瀉

改善慢性或急性腹瀉

按壓穴位能夠促使腸道功能恢復正常。養成每天刺激調整腸胃的穴位，幫助改善腸胃不適症狀。剛開始的按摩時間不要太長，習慣後慢慢延長按摩時間。

建議按摩時間 10 分

右腳腳底　左腳腳底

胃
太陽神經叢
十二指腸

關鍵重點！

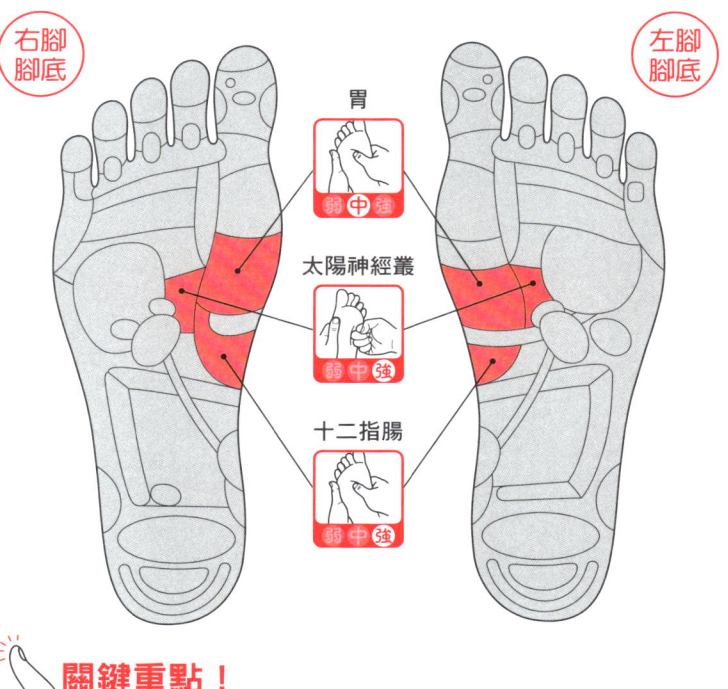

按壓太陽神經叢反射區若感覺疼痛，請稍微忍耐一下，用屈指點手法強力按壓。疼痛過於強烈的話，按壓2分鐘左右就好。接著用指腹揉壓胃和十二指腸反射區。

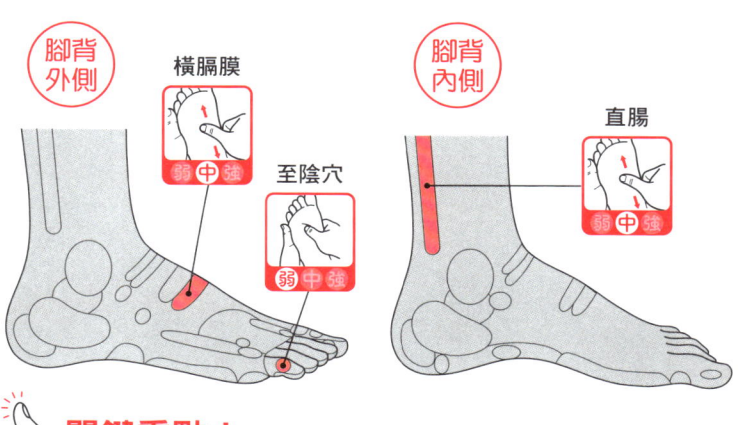

腳背外側　橫膈膜　至陰穴　腳背內側　直腸

關鍵重點！

以正常力量緩慢摩擦直腸和橫膈膜反射區。以指腹按壓小趾側邊的至陰穴。

56

左手手掌 / 右手手掌

橫結腸
弱 中 強

小腸
弱 中 強

乙狀結腸
弱 中 強

降結腸
弱 中 強

升結腸
弱 中 強

雙手

手背

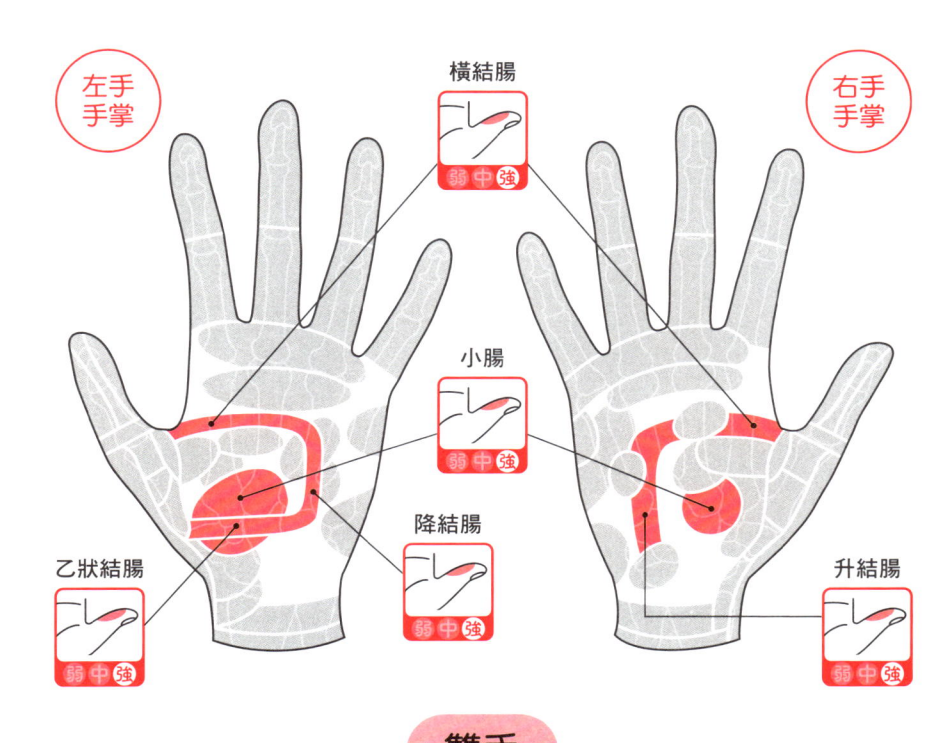

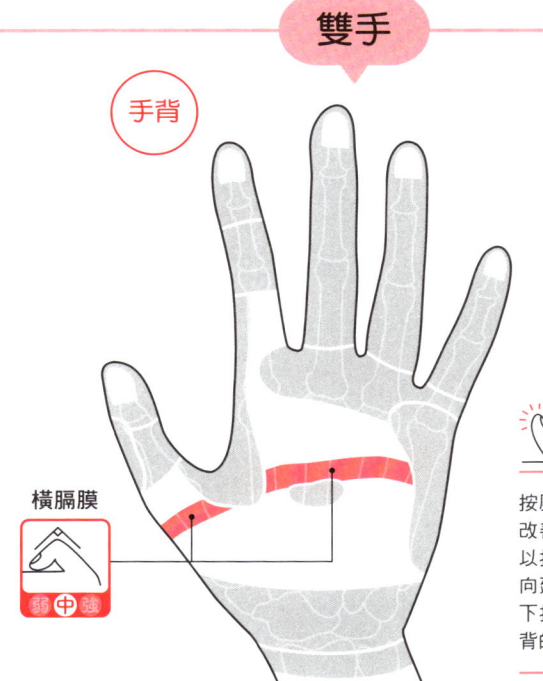

橫膈膜
弱 中 強

關鍵重點！

按壓手掌的腸道相關穴位幫助改善腹瀉，用指腹強力按壓。以指甲前端用力按壓手背上橫向延伸的橫膈膜穴位，以會留下指痕的力道按壓。手掌與手背的穴位按摩共計3分鐘。

---

1 最有效！穴位按壓法

2 身體疼痛等不適症狀

3 想即刻緩解的不適症狀

4 生活中常見的不適症狀

5 心理與內臟的不適症狀

6 年齡增長引起的不適症狀

57

便祕

有即效性的穴位刺激輕鬆幫助改善

針對腸道蠕動緩慢造成的遲緩型便祕，透過穴位刺激能夠有效改善。適當的刺激促進腸道蠕動，並且促使產生便意。建議養成在餐後或睡前進行穴位刺激的習慣。

建議按摩時間 10分

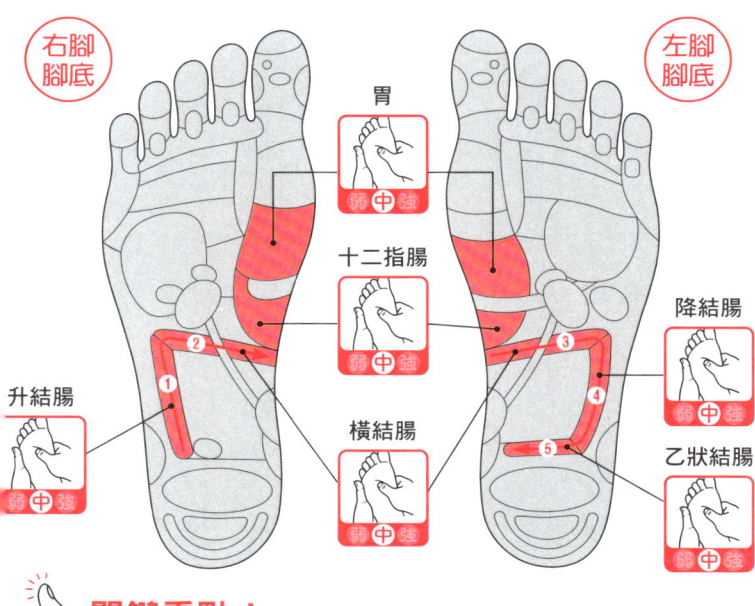

右腳腳底 / 左腳腳底

胃、十二指腸、升結腸、橫結腸、降結腸、乙狀結腸

關鍵重點！

先用指腹揉壓胃和十二直腸反射區。接著按照號碼順序並沿著箭頭，以指腹摩擦般揉壓腸道反射區。由於對便祕症狀具有即效性，建議先做好上廁所的準備再開始進行刺激。

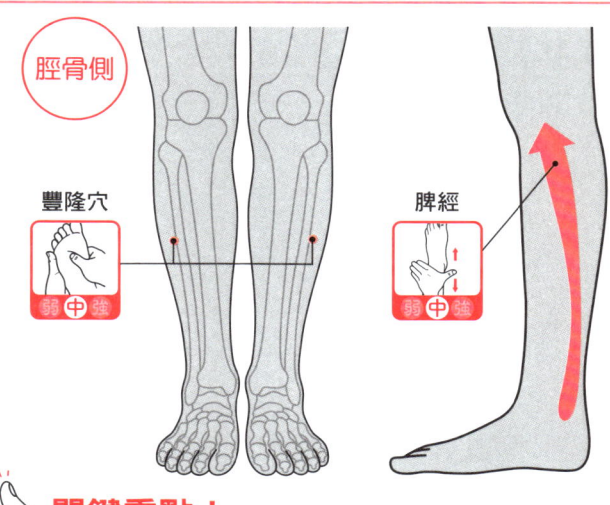

脛骨側

豐隆穴、脾經

關鍵重點！

豐隆穴具有調整腸道蠕動的效果。沿著脾經由下往上按摩，不僅效果加倍，更能進一步促使產生便意。

3 想即刻緩解的不適症狀

左手手掌 **橫結腸** **右手手掌**

甲狀腺 — 弱中強
甲狀腺 — 弱中強
降結腸 — 弱中強
腎上腺 — 弱中強
乙狀結腸 — 弱中強
直腸 — 弱中強
升結腸 — 弱中強

雙手

手背

整個食指 — 弱中強
頭 — 弱中強
食指與大拇指之間 — 弱中強

關鍵重點！

強力揉壓各個穴位。雙手手掌與手背的穴位按摩共計4分鐘左右。以略感疼痛的力道揉壓食指與大拇指之間的虎口處與整個食指。揉壓位於大拇指的頭部對應穴位也很有效。

1 最有效！穴位按壓法
2 身體疼痛等不適症狀
3 想即刻緩解的不適症狀
4 生活中常見的不適症狀
5 心理與內臟的不適症狀
6 年齡增長引起的不適症狀

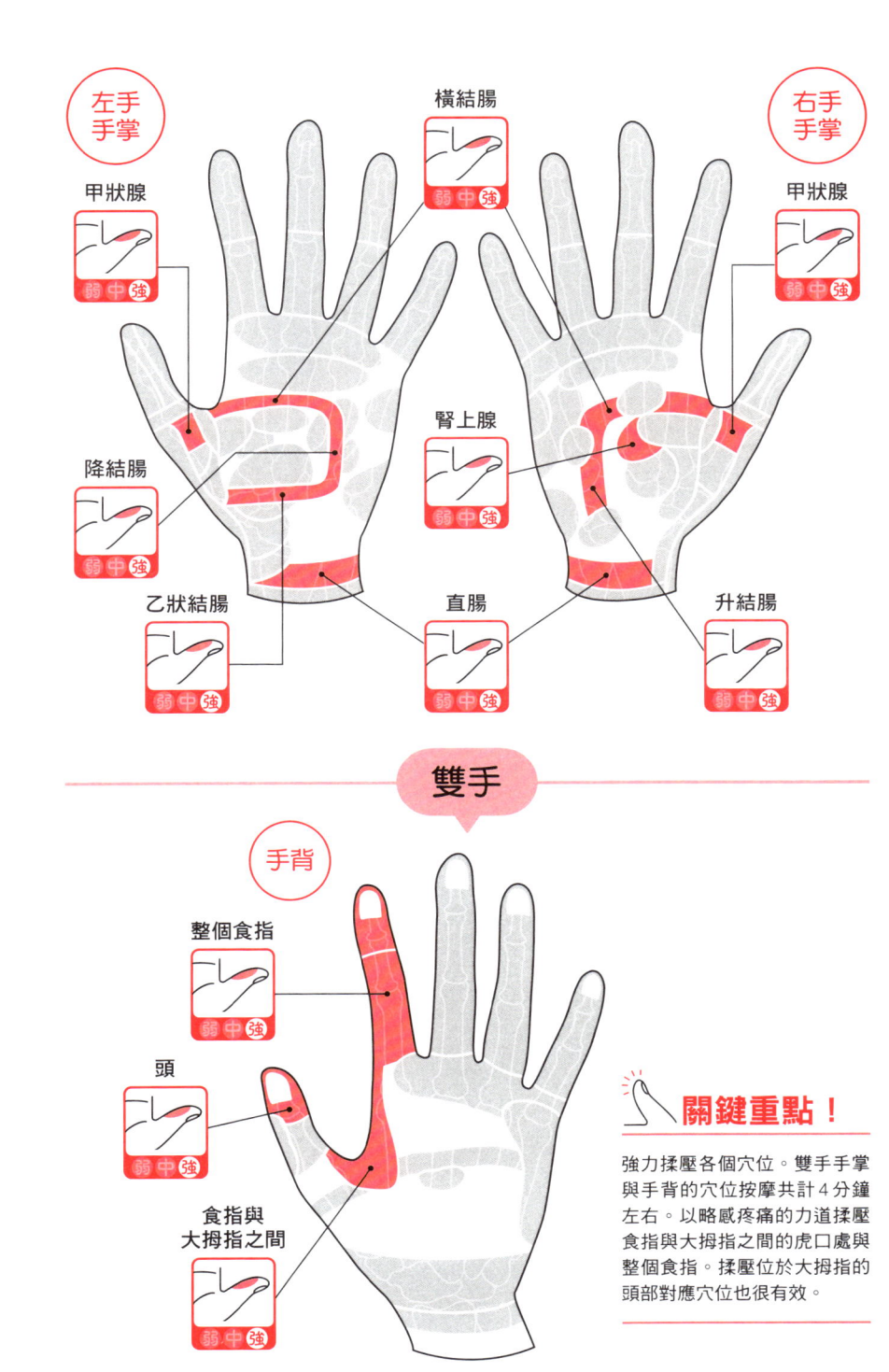

59

皮膚問題

刺激穴位促進荷爾蒙分泌，打造美麗肌膚

雙手

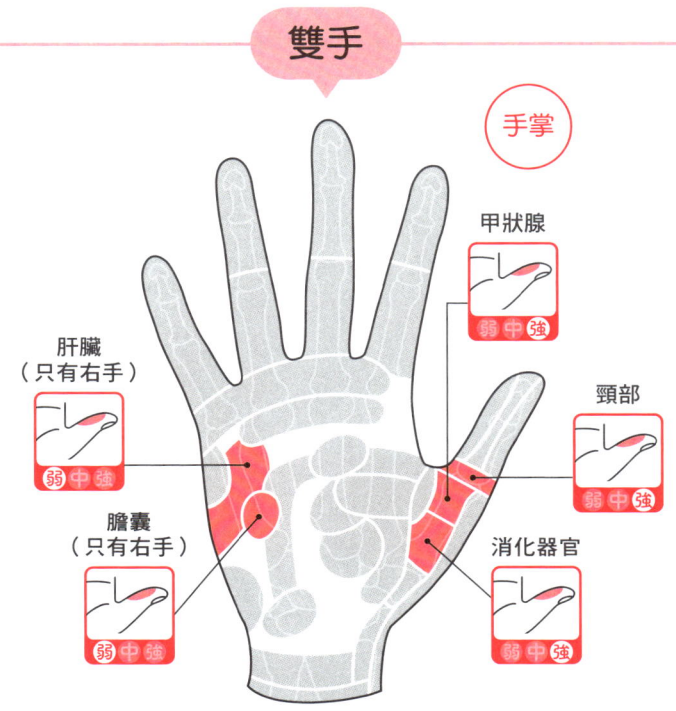

手掌

- 甲狀腺
- 肝臟（只有右手）
- 頸部
- 膽囊（只有右手）
- 消化器官

關鍵重點！

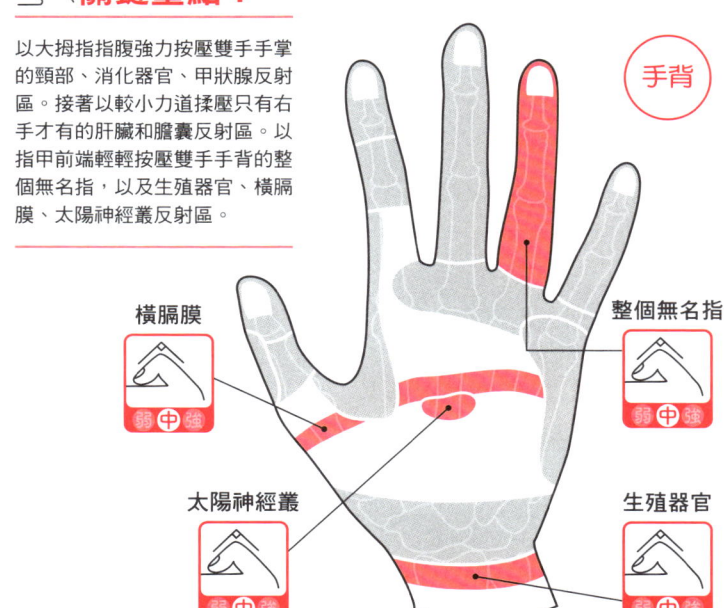

以大拇指指腹強力按壓雙手手掌的頸部、消化器官、甲狀腺反射區。接著以較小力道揉壓只有右手才有的肝臟和膽囊反射區。以指甲前端輕輕按壓雙手手背的整個無名指，以及生殖器官、橫膈膜、太陽神經叢反射區。

手背

- 橫膈膜
- 整個無名指
- 太陽神經叢
- 生殖器官

透過刺激穴位來調整荷爾蒙平衡，以期恢復美麗肌膚與彈性。睡覺前使用基礎保養品，並且按壓穴位和按摩小腿肚。

建議按摩時間：10分

60

關鍵重點！

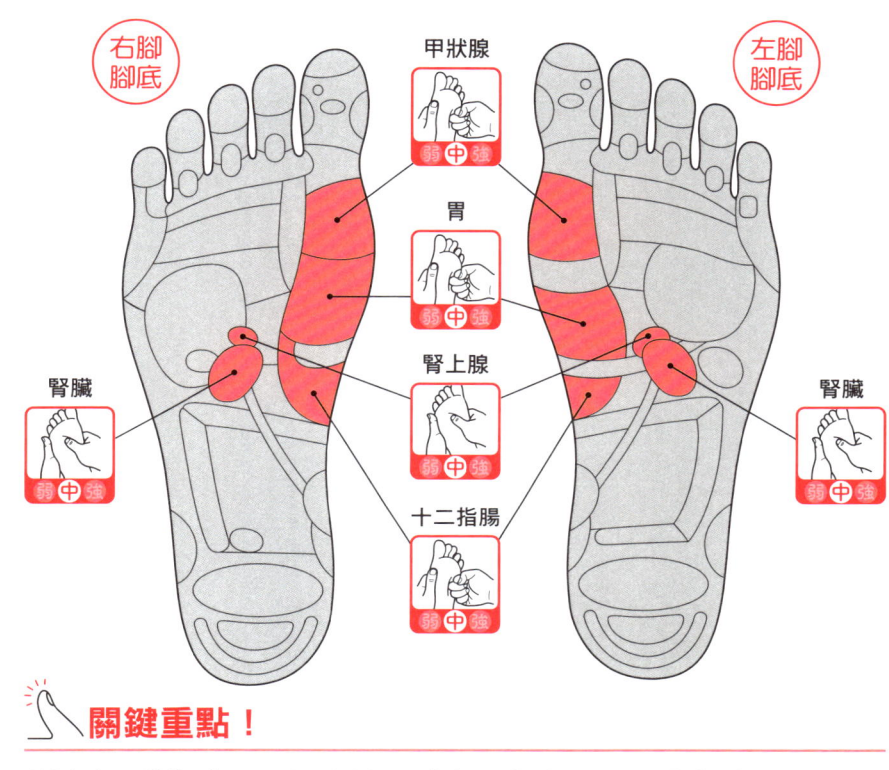

刺激穴位以促進荷爾蒙分泌。先以指腹揉壓腎上腺和腎臟反射區,再以屈指點手法揉壓胃和十二指腸反射區。同樣以屈指點手法由內向外推揉甲狀腺反射區。

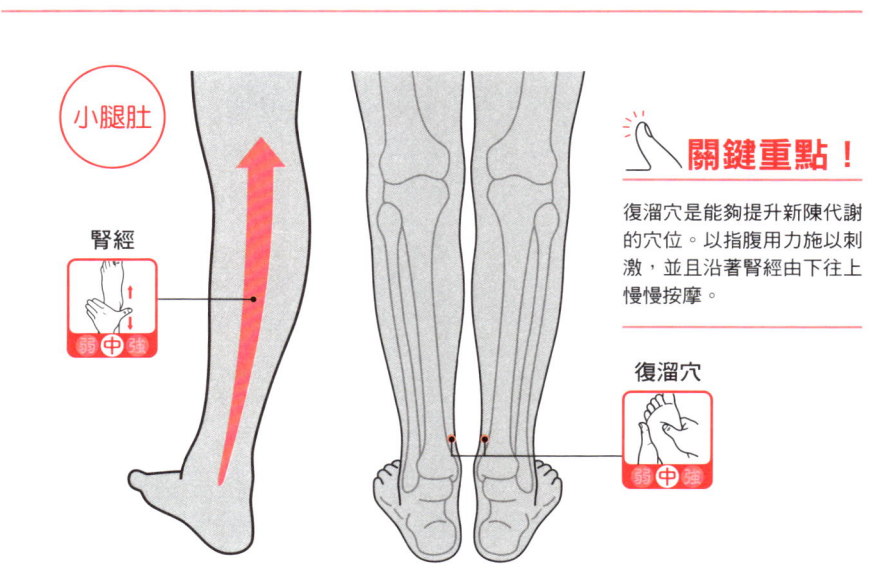

關鍵重點！

復溜穴是能夠提升新陳代謝的穴位。以指腹用力施以刺激,並且沿著腎經由下往上慢慢按摩。

61

眩暈

改善血液循環，幫助事前預防

造成眩暈的原因很多，包含血液循環異常、心因性貧血、低血壓、高血壓、更年期障礙等，目前尚無根治的方法。建議養成平時按壓穴位的習慣，有效預防眩暈。

建議按摩時間 10分

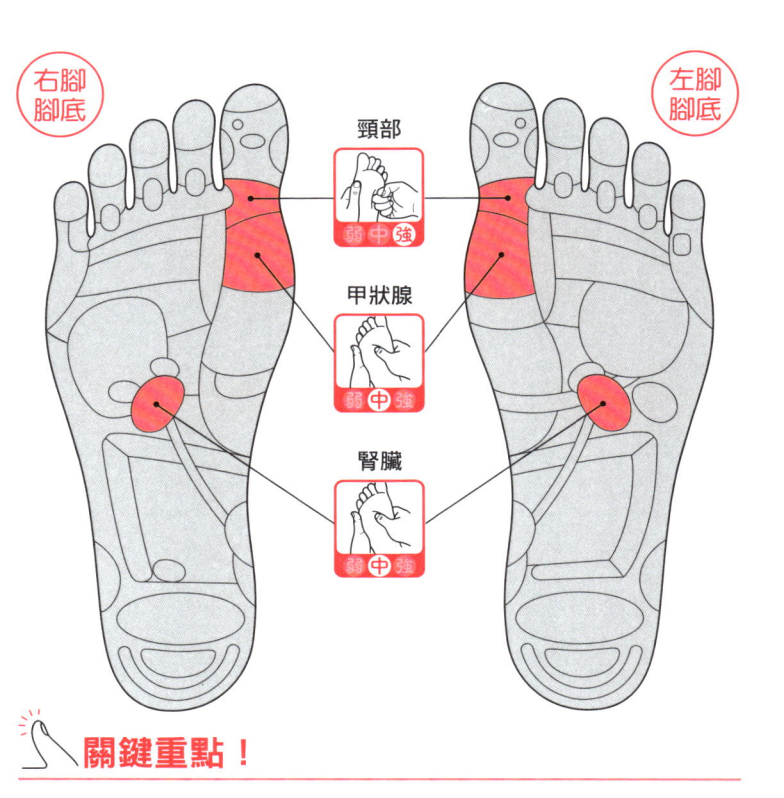

右腳腳底／左腳腳底：頸部、甲狀腺、腎臟

關鍵重點！

先以屈指點手法緩慢且紮實按壓頸部穴位。接著以指腹依序按摩揉壓甲狀腺等部位的對應穴位。感覺有眩暈問題時，養成每天按摩施以刺激的習慣。

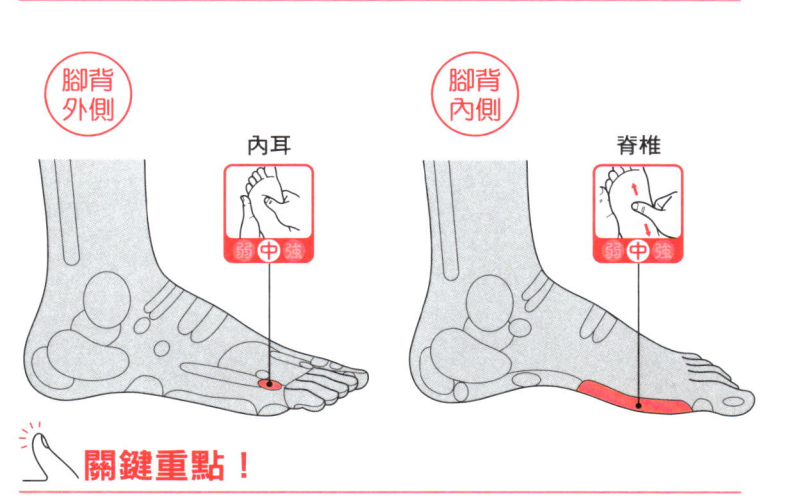

腳背外側：內耳
腳背內側：脊椎

關鍵重點！

以指腹緩慢按壓內耳穴位，按壓時間長一點。接著以摩擦手法揉擦脊椎穴位。

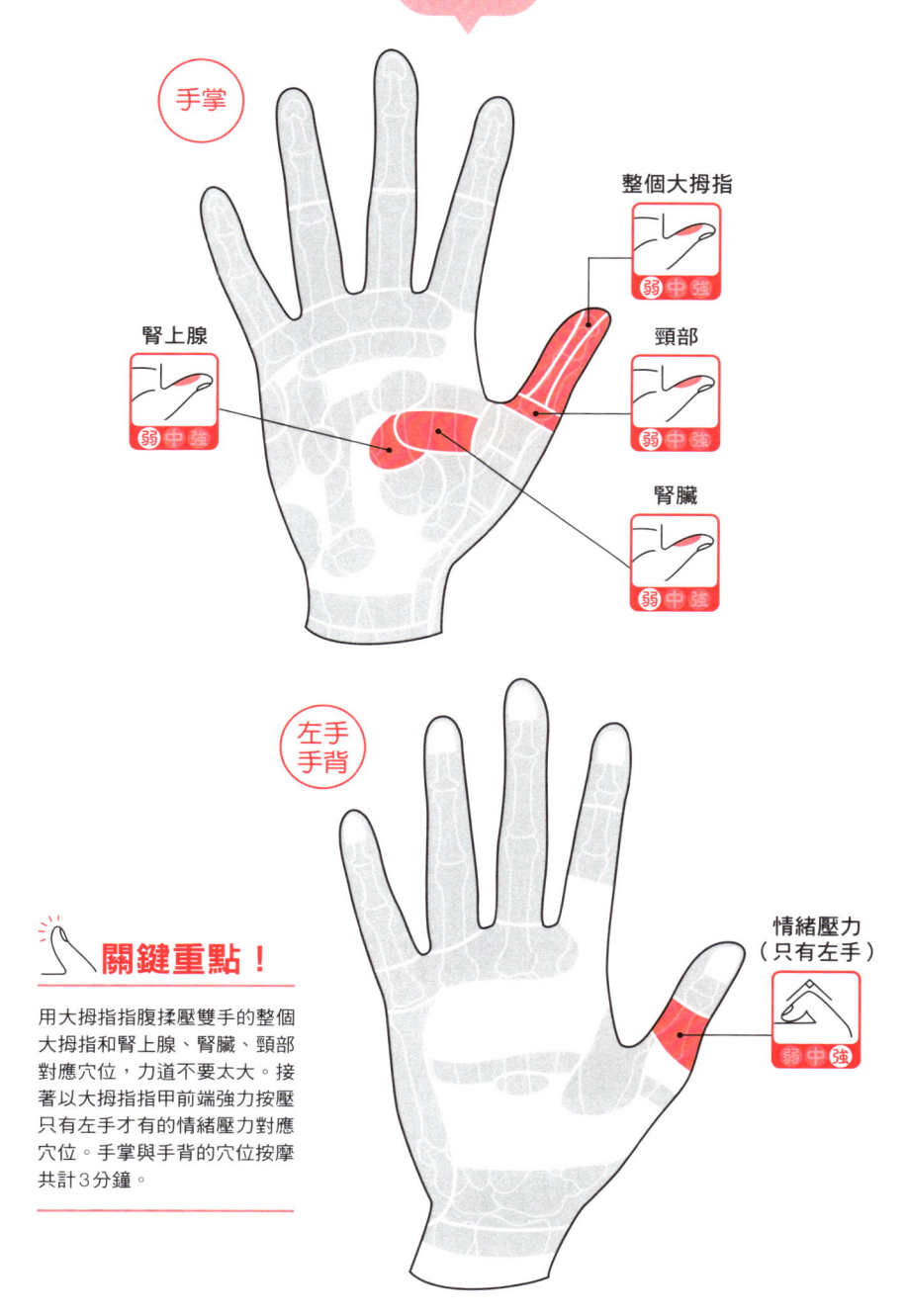

雙手

手掌

- 整個大拇指　弱 中 強
- 頸部　弱 中 強
- 腎上腺　弱 中 強
- 腎臟　弱 中 強

左手手背

- 情緒壓力（只有左手）　弱 中 強

關鍵重點！

用大拇指指腹揉壓雙手的整個大拇指和腎上腺、腎臟、頸部對應穴位，力道不要太大。接著以大拇指指甲前端強力按壓只有左手才有的情緒壓力對應穴位。手掌與手背的穴位按摩共計3分鐘。

1 最有效！穴位按壓法
2 身體疼痛等不適症狀
3 想即刻緩解的不適症狀
4 生活中常見的不適症狀
5 心理與內臟的不適症狀
6 年齡增長引起的不適症狀

63

眼睛疲勞

先讓眼睛充分休息後再進行穴位刺激

感覺眼睛疲勞時，先閉上眼睛並按摩一下太陽穴，讓眼睛充分休息。接著再刺激腳部和脛骨側的穴位，用手輕輕按摩加以改善眼睛疲勞。

建議按摩時間 **10**分

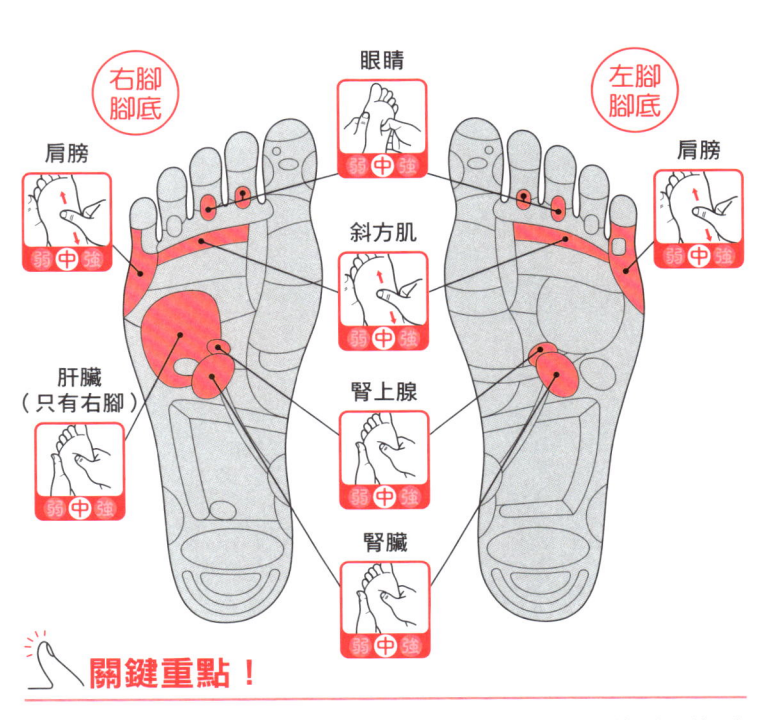

關鍵重點！

先用指腹充分揉壓腎臟與腎上腺反射區，再以屈指點法從第2指至第3指、第3指至小指，橫向按壓肩膀對應穴位。接著用指腹按壓肝臟反射區，以摩擦法按摩肩膀反射區至發熱，並左右摩擦斜方肌反射區。最後以拇趾勾扣法輕按眼睛反射區。

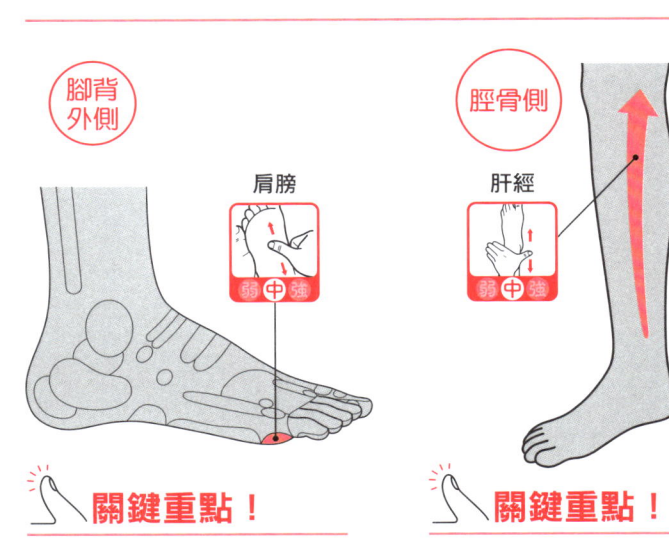

關鍵重點！

以摩擦手法紮實且緩慢地揉擦肩膀穴位至發熱。

關鍵重點！

以中等的力道，緩慢地由下往上按摩肝經。

64

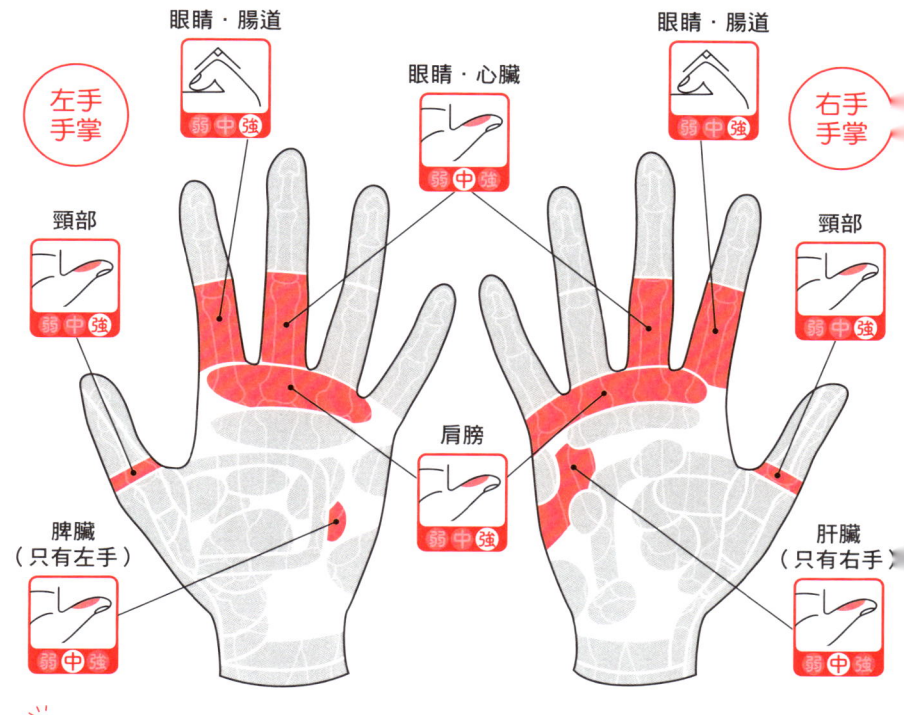

關鍵重點！

以大拇指指甲前端按壓於雙手食指的眼睛・腸道對應穴位。其餘部位的穴位則以大拇指指腹按壓。以大拇指指腹揉壓於雙手手背指根處的肩膀對應穴位,以及食指與大拇指之間的虎口。手掌與手背的穴位按摩一次2分鐘即可。脾臟和肝臟對應穴位各自位在左右手,請先確認穴位所在位置後再進行按壓。按壓生殖器官對應穴位也有助於改善近視。

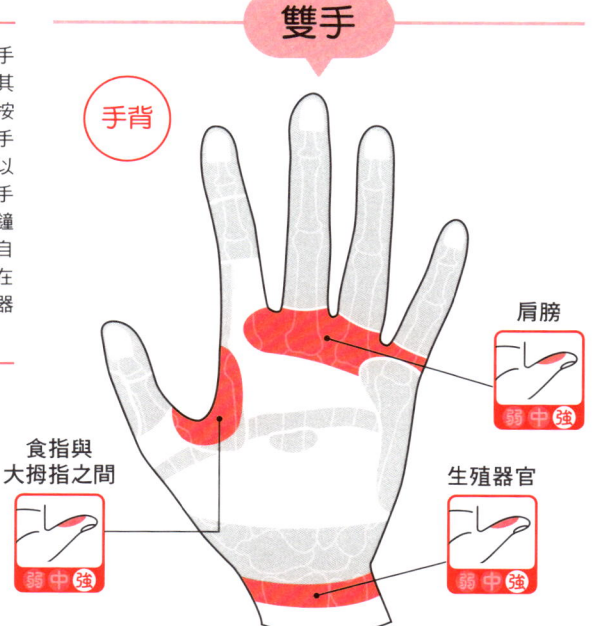

免疫力下降

打造不容易生病的強健體魄

右腳腳底　左腳腳底

肝臟（只有右腳）

整個腳底

關鍵重點！

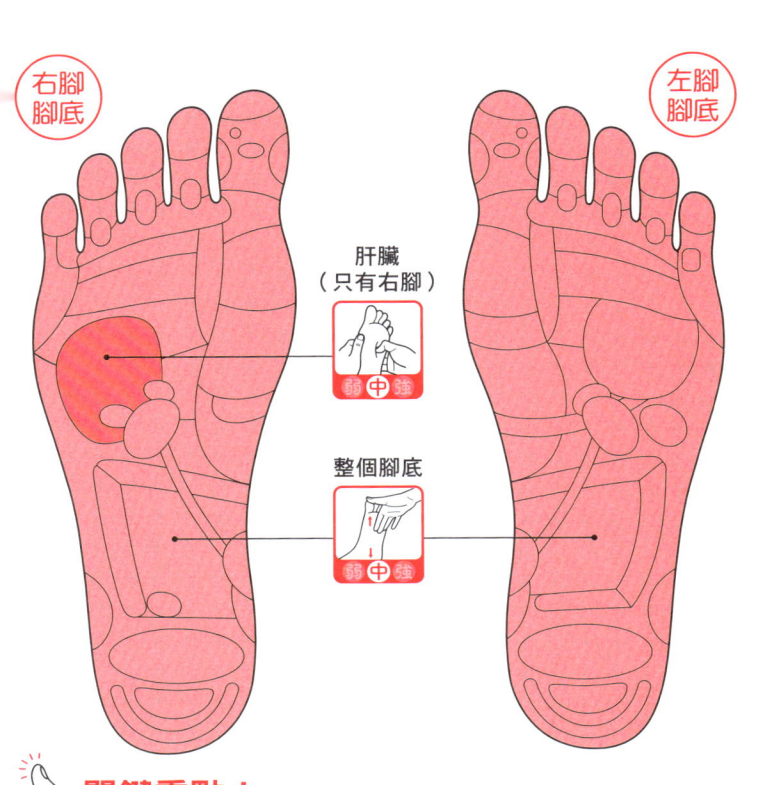

以拇指勾扣手法並用正常力道按壓肝臟反射區。接著以指甲前端由腳底的腳跟處往腳趾方向整體輕撫按摩。

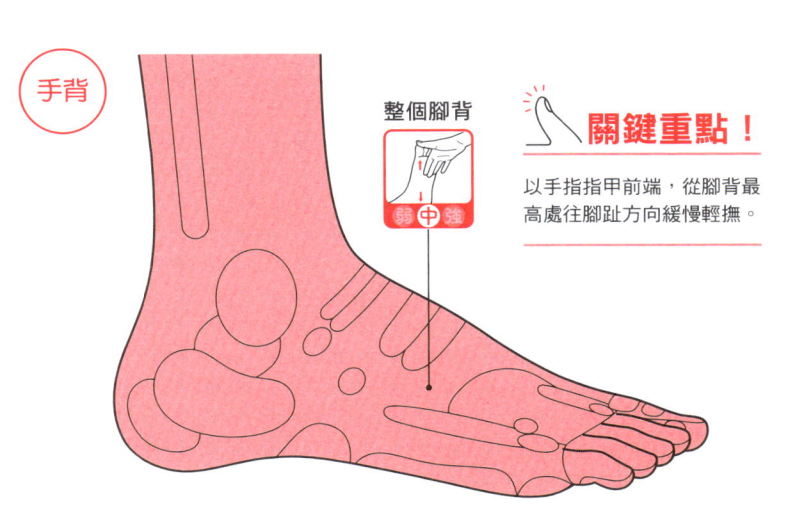

手背

整個腳背

關鍵重點！

以手指指甲前端，從腳背最高處往腳趾方向緩慢輕撫。

免疫力的關鍵在於肝臟。按摩腳底、腳背、脛骨側所有穴位，有助於刺激全身功能，打造能夠抵抗新型冠狀病毒的身體。

建議按摩時間 10分

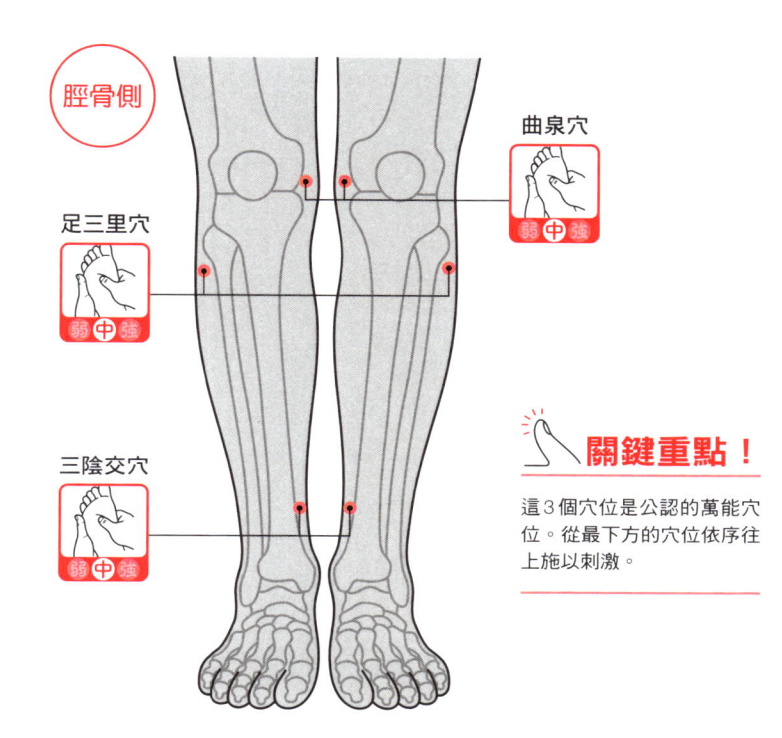

脛骨側

曲泉穴

足三里穴

三陰交穴

關鍵重點！

這3個穴位是公認的萬能穴位。從最下方的穴位依序往上施以刺激。

雙手

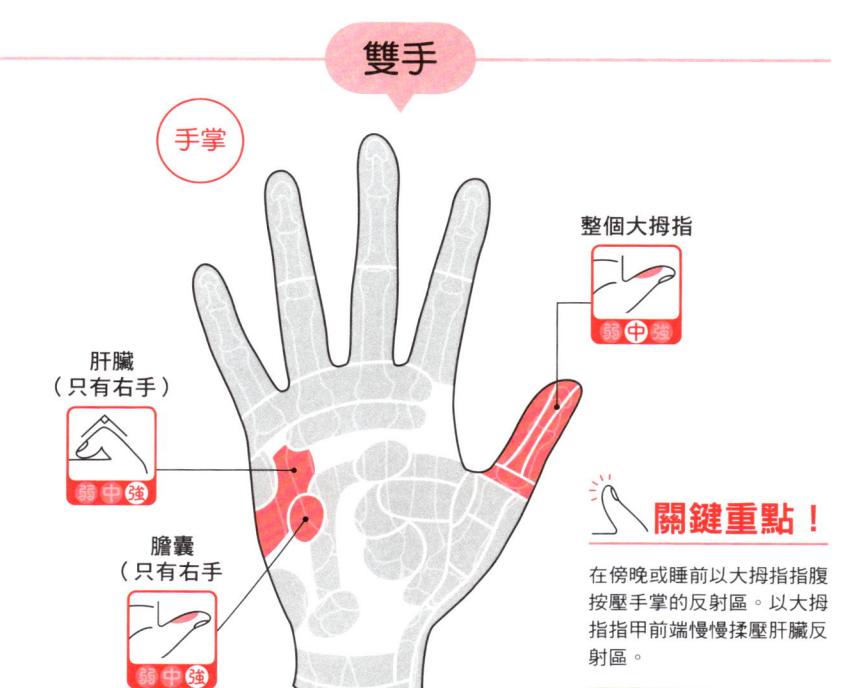

手掌

整個大拇指

肝臟
（只有右手）

膽囊
（只有右手）

關鍵重點！

在傍晚或睡前以大拇指指腹按壓手掌的反射區。以大拇指指甲前端慢慢揉壓肝臟反射區。

1 最有效！穴位按壓法

2 身體疼痛等不適症狀

3 想即刻緩解的不適症狀

4 生活中常見的不適症狀

5 心理與內臟的不適症狀

6 年齡增長引起的不適症狀

67

精神不振

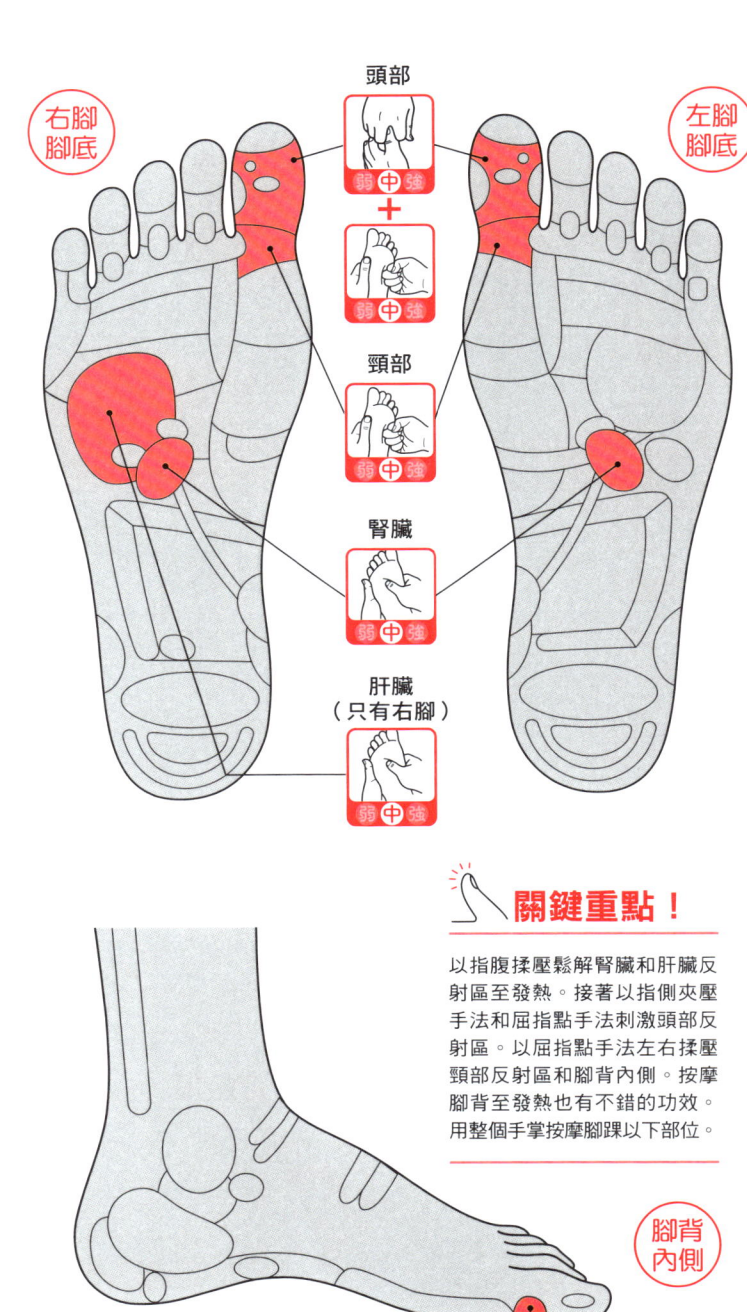

活化大腦，振奮情緒

刺激穴位來活化大腦，重新提振精神。刺激穴位具有調整身體狀態、促使產生自我肯定感與幸福感的效果，進而振奮精神與提升幹勁。

右腳腳底／左腳腳底

- 頭部
- 頸部
- 腎臟
- 肝臟（只有右腳）

關鍵重點！

以指腹揉壓鬆解腎臟和肝臟反射區至發熱。接著以指側夾壓手法和屈指點手法刺激頭部反射區。以屈指點手法左右揉壓頸部反射區和腳背內側。按摩腳背至發熱也有不錯的功效。用整個手掌按摩腳踝以下部位。

腳背內側

頸部

建議按摩時間 **10分**

68

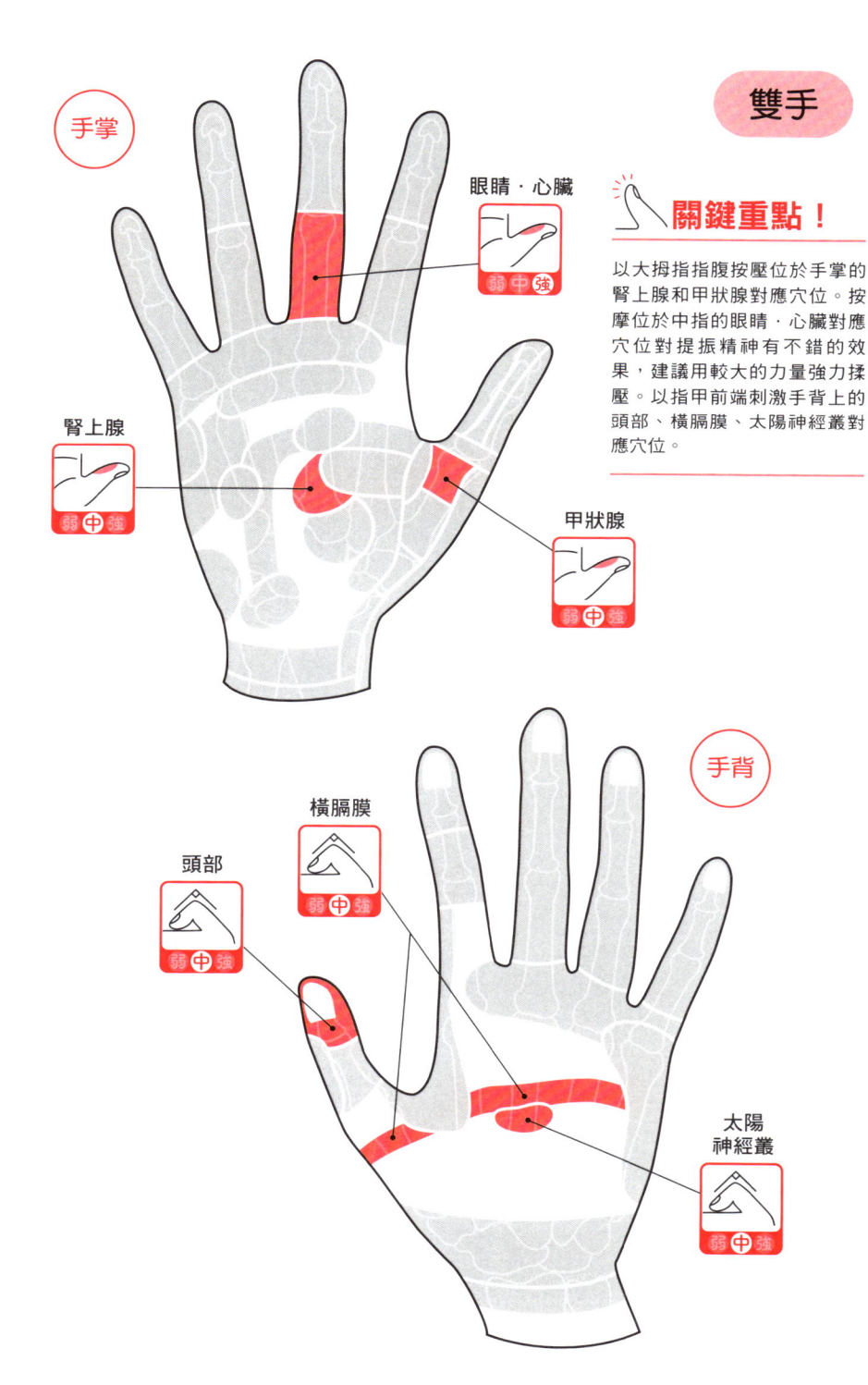

雙手

手掌

眼睛・心臟

腎上腺

甲狀腺

關鍵重點！

以大拇指指腹按壓位於手掌的腎上腺和甲狀腺對應穴位。按摩位於中指的眼睛・心臟對應穴位對提振精神有不錯的效果，建議用較大的力量強力揉壓。以指甲前端刺激手背上的頭部、橫膈膜、太陽神經叢對應穴位。

手背

橫膈膜

頭部

太陽神經叢

---

1 最有效！穴位按壓法

2 身體疼痛等不適症狀

3 想即刻緩解的不適症狀

4 生活中常見的不適症狀

5 心理與內臟的不適症狀

6 年齡增長引起的不適症狀

全身疲累

刺激肝臟和腎臟對應穴位幫助消除疲勞

肝臟與腎臟是身體復原的兩大重要角色，其次是甲狀腺和頸部。甲狀腺分泌促進新陳代謝的荷爾蒙，所以刺激頸部反射區有助於活化甲狀腺功能。

右腳腳底 / 左腳腳底
- 頸部
- 甲狀腺
- 肝臟（只有右腳）
- 腎臟

關鍵重點！

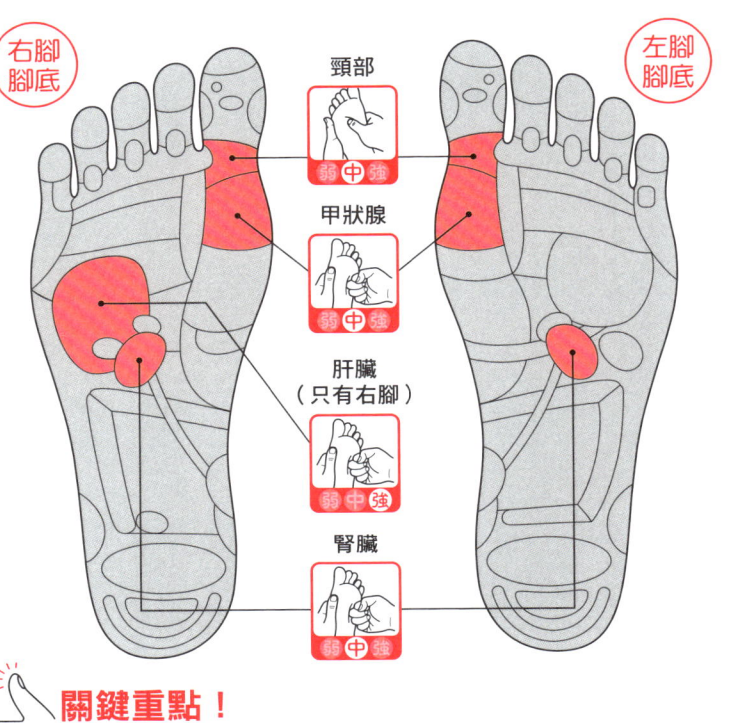

以屈指點手法緩慢且稍微強力地刺激肝臟反射區。接著同樣以屈指點手法，並且用正常力道刺激甲狀腺和腎臟反射區。

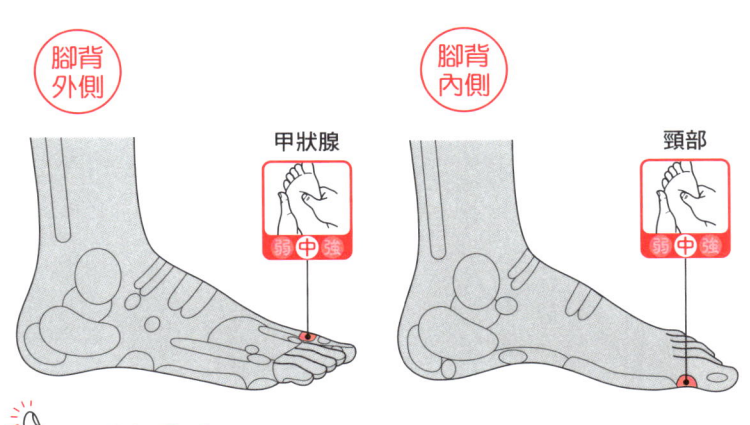

腳背外側 / 腳背內側
- 甲狀腺
- 頸部

關鍵重點！

使用指腹刺激頸部和甲狀腺反射區。以逐漸加深力道的感覺按壓頸部反射區。以正常力道刺激甲狀腺反射區。

建議按摩時間 **10分**

70

1 最有效！穴位按壓法
2 身體疼痛等不適症狀
3 想即刻緩解的不適症狀
4 生活中常見的不適症狀
5 心理與內臟的不適症狀
6 年齡增長引起的不適症狀

小腿肚　承山穴

脛骨側　曲泉穴

關鍵重點！

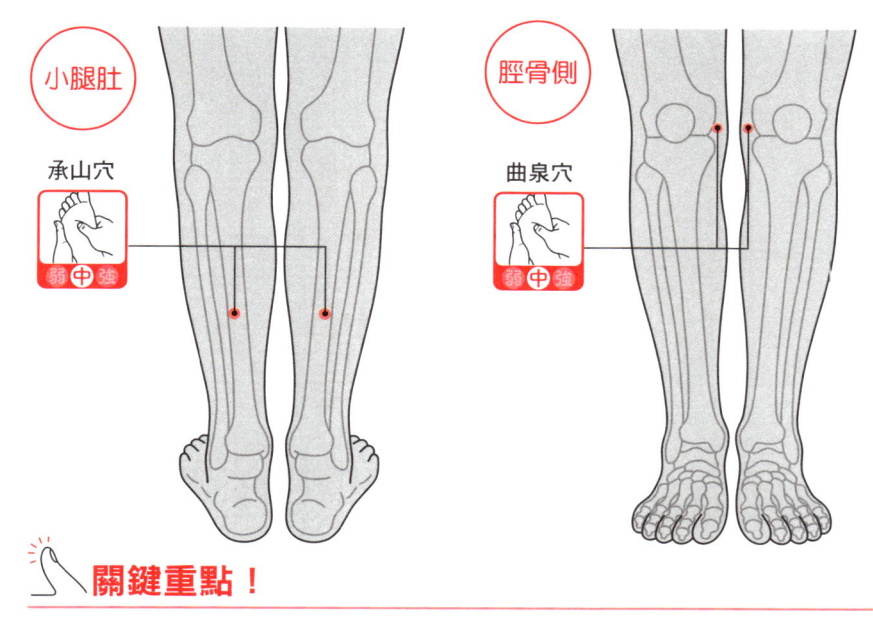

承山穴緊繃意味著全身疲勞。緩慢且紮實地刺激承山穴和曲泉穴至放鬆變柔軟。

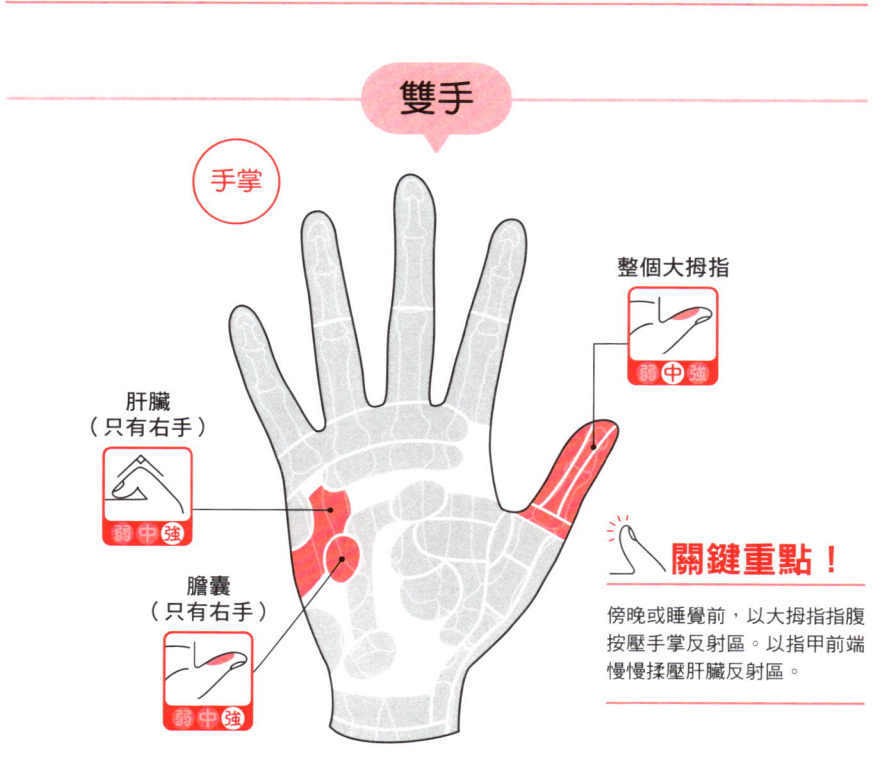

雙手

手掌

整個大拇指

肝臟（只有右手）

膽囊（只有右手）

關鍵重點！

傍晚或睡覺前，以大拇指指腹按壓手掌反射區。以指甲前端慢慢揉壓肝臟反射區。

71

Column 2

選對時間刺激穴位效果倍增

　　進行穴位刺激並沒有固定時間的規定，但如果目的是活化交感神經，請避免於睡前進行。因為大腦過度活躍，可能導致失眠。針對失眠的穴位刺激，也建議在就寢前1小時完成。

　　另外，針對肝臟穴位，建議在就寢前10分鐘施以刺激，讓肝功能在睡眠中進行修復。

　　除了選對時間，建議在安靜舒適的場所並以平靜的心情、集中精神進行穴位刺激，相信效果肯定能夠事半功倍。放鬆身心，調整荷爾蒙平衡，只要免疫力上升，症狀肯定逐漸緩解。若想要進一步提升效果，建議穴位刺激完成後飲用2～3杯溫開水，促進新陳代謝以排出老舊廢物。

　　更重要的是請勿等到症狀惡化才開始進行穴位刺激，這樣可能花費更多時間才能發揮功效。一旦察覺皮膚沒有光澤、身體不舒服、頭部沉重等異狀，建議趁著症狀輕微時，趕緊進行穴位刺激以防止症狀惡化。

第4章

〈根據惱人部位〉最佳手腳穴位組合❸

生活中常見的不適症狀

對改善慢性不適症狀有絕佳效果！
養成刺激穴位的習慣，緩解不適症狀。

水腫

調整血液和淋巴循環

透過刺激穴位以提升小腿肚的肌力，並且促進血液循環。只要血液和淋巴液能夠正常順暢地流動，就能促進代謝掉造成水腫的多餘水分。

建議按摩時間 15分

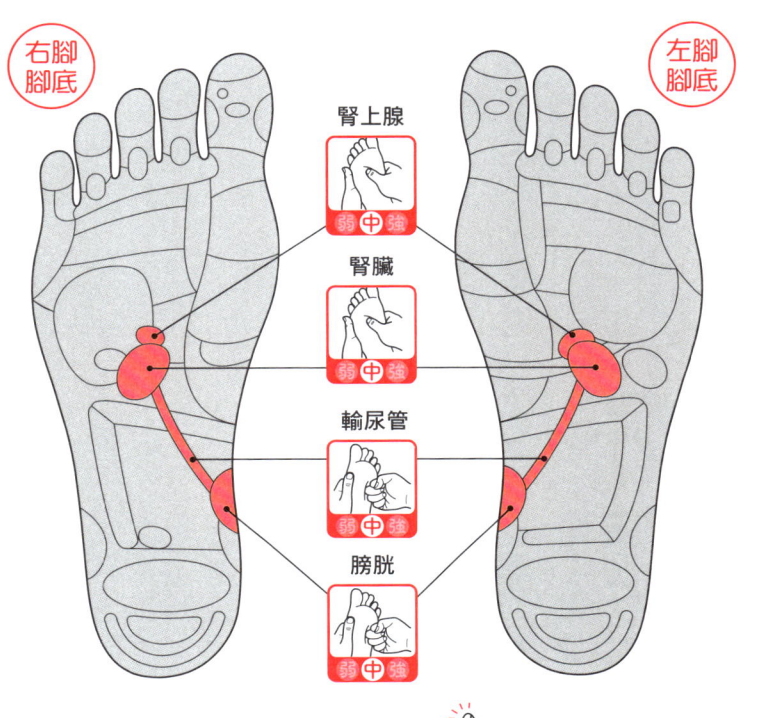

右腳腳底 / 左腳腳底

- 腎上腺
- 腎臟
- 輸尿管
- 膀胱

關鍵重點！

先以指腹揉壓鬆解腎上腺和腎臟反射區至發熱，接著以屈指點手法如摩擦般慢慢刺激輸尿管反射區。最後同樣以屈指點手法慢慢按壓刺激膀胱反射區。

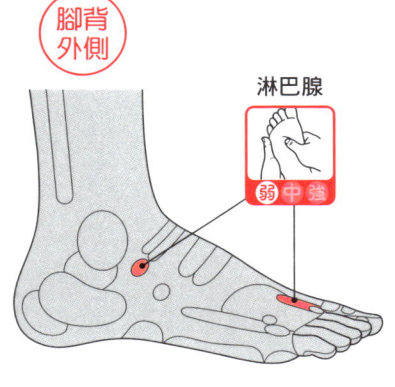

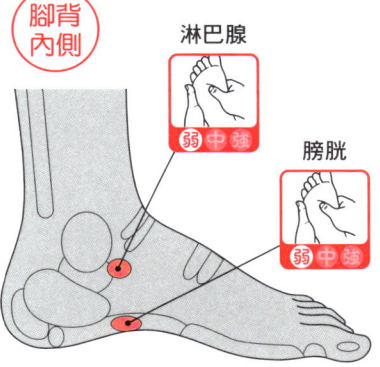

腳背外側
- 淋巴腺

腳背內側
- 淋巴腺
- 膀胱

關鍵重點！

用指腹輕柔且緩慢按壓腳踝附近的淋巴腺反射點。一開始腳底與腳背的穴位按摩共計5分鐘，習慣之後慢慢延長為刺激10分鐘。

雙手

關鍵重點！

強力揉壓雙手各穴位。千萬不要忘記肝臟反射區只位在右手。建議按摩4分鐘。

手掌

- 腎臟
- 耳朵・生殖器官
- 消化器官
- 肝臟（只有右手）
- 腎上腺
- 膀胱

小腿肚

關鍵重點！

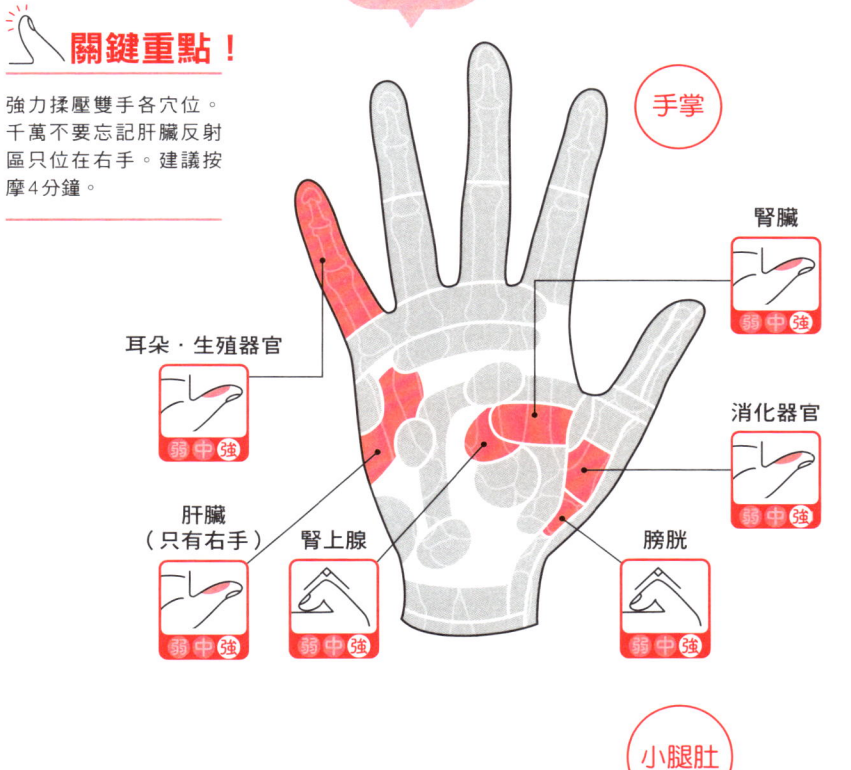

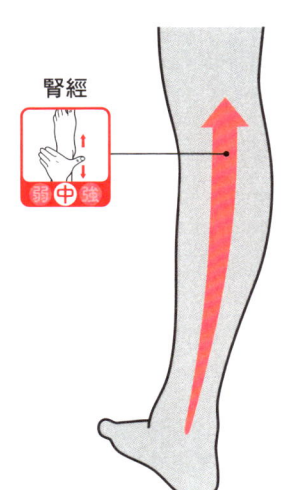

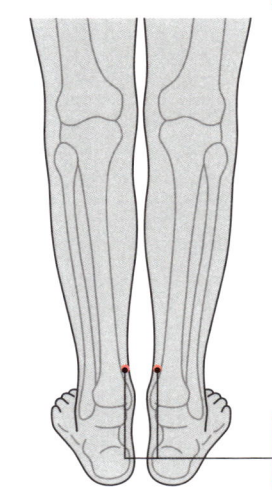

以三角鐵手法由下往上按摩位於小腿肚內側的腎經，接著以指腹緩慢按壓復溜穴。

- 腎經
- 復溜穴

---

1 最有效！穴位按壓法
2 身體疼痛等不適症狀
3 想即刻緩解的不適症狀
4 生活中常見的不適症狀
5 心理與內臟的不適症狀
6 年齡增長引起的不適症狀

身體虛寒

促進血液循環，調整自律神經平衡

右腳腳底 / 左腳腳底

- 頸部
- 腎上腺
- 腎臟
- 輸尿管
- 膀胱
- 肝臟（只有右腳）

脛骨側
- 曲泉穴
- 三陰交穴

按壓這些穴位能夠促進周邊血管的血液循環和荷爾蒙分泌，提升整體自癒能力。這些穴位具有溫熱全身的效果，同時也有助於改善虛寒和燥熱交替出現的現象。

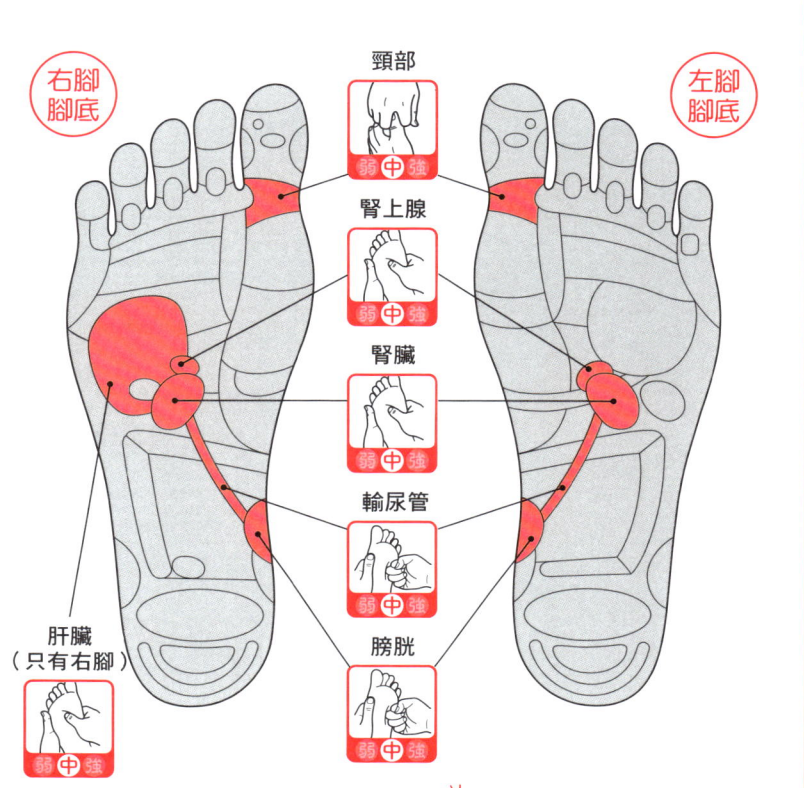

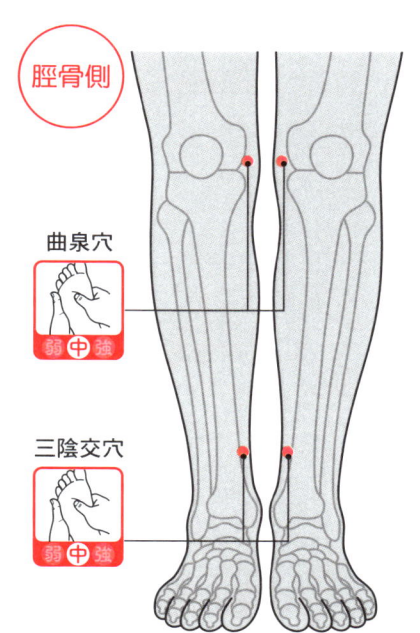

關鍵重點！

一開始先充分按摩整個腳底肌肉至發熱。腳底溫暖之後，以指腹揉壓腎上腺、腎臟、肝臟反射區，接著以屈指點手法紮實按壓輸尿管和膀胱反射區。先以指側夾壓手法揉壓頸部反射區後，再左右緩慢轉動施以刺激。

關鍵重點！

曲泉穴和三陰交穴是萬能穴位，對改善身體虛寒很有效。搭配腳底按摩一起進行，改善效果更加倍，建議用指腹慢慢按壓。

建議按摩時間 **10分**

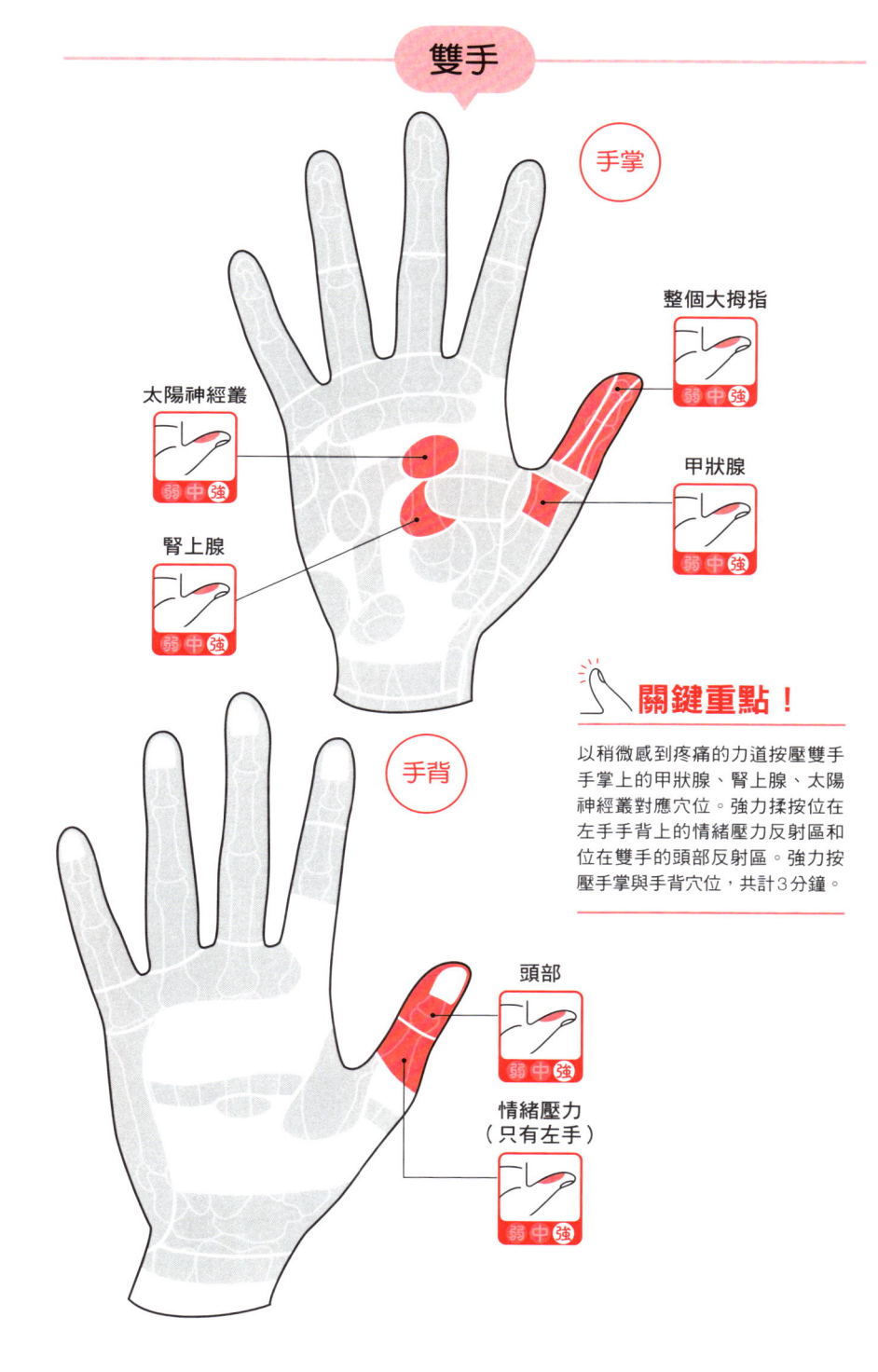

雙手

手掌

- 整個大拇指
- 太陽神經叢
- 甲狀腺
- 腎上腺

手背

- 頭部
- 情緒壓力（只有左手）

關鍵重點！

以稍微感到疼痛的力道按壓雙手手掌上的甲狀腺、腎上腺、太陽神經叢對應穴位。強力揉按位在左手手背上的情緒壓力反射區和位在雙手的頭部反射區。強力按壓手掌與手背穴位，共計3分鐘。

1 最有效！穴位按壓法
2 身體疼痛等不適症狀
3 想即刻緩解的不適症狀
4 生活中常見的不適症狀
5 心理與內臟的不適症狀
6 年齡增長引起的不適症狀

失眠

促使副交感神經處於優位，幫助快速入眠

這些穴位能夠幫助身體放鬆且具有溫熱身體的效果。關鍵在於多花點時間慢慢且紮實按壓這些穴位，讓大腦不要過度興奮。

建議按摩時間 **10分**

右腳腳底 / 左腳腳底

- 頭部
- 頸部
- 斜方肌
- 生殖器官
- 肝臟（只有右腳）

腳背內側

- 頸部

關鍵重點！

以指側夾壓刺激頭部反射區，屈指點法刺激頸部反射區。接著指腹左右摩擦斜方肌反射區，慢慢刺激肝臟反射區，最後拇指勾扣強力按壓生殖器官反射區。

關鍵重點！

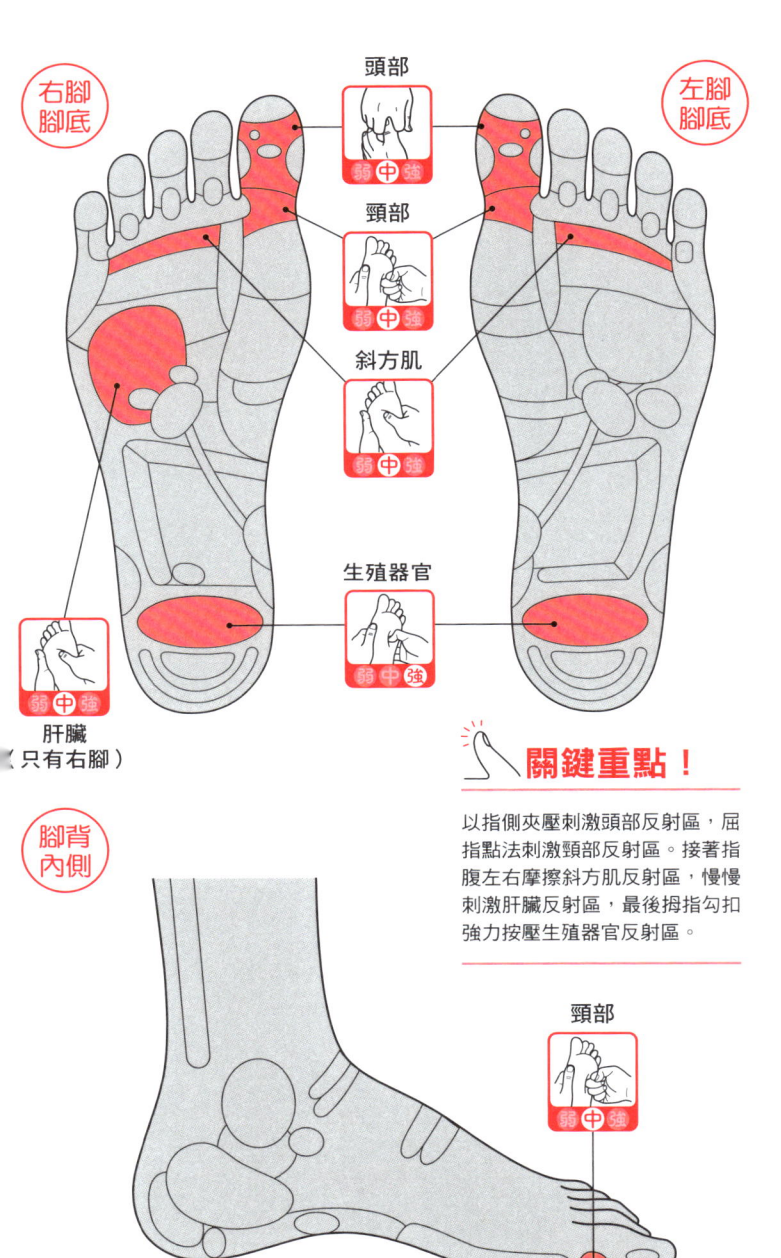

以屈指點手法刺激頸部對應穴位。睡前轉動雙腳腳踝，向內轉、向外轉各50次，幫助提升腳部按摩效果。

78

雙手

手掌

肝臟
（只有右手）

頭部

頸部

甲狀腺

關鍵重點！

強力揉壓雙手手掌上的頭部、頸部、甲狀腺、肝臟（只有右手）對應穴位。傍晚和睡前各按摩3分鐘，效果會更好。

脛骨側

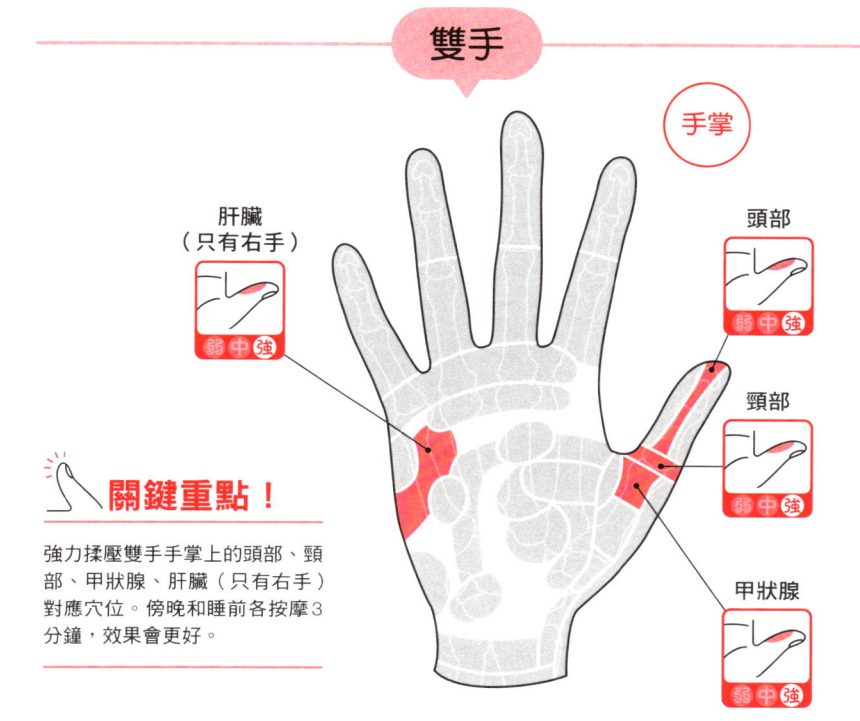

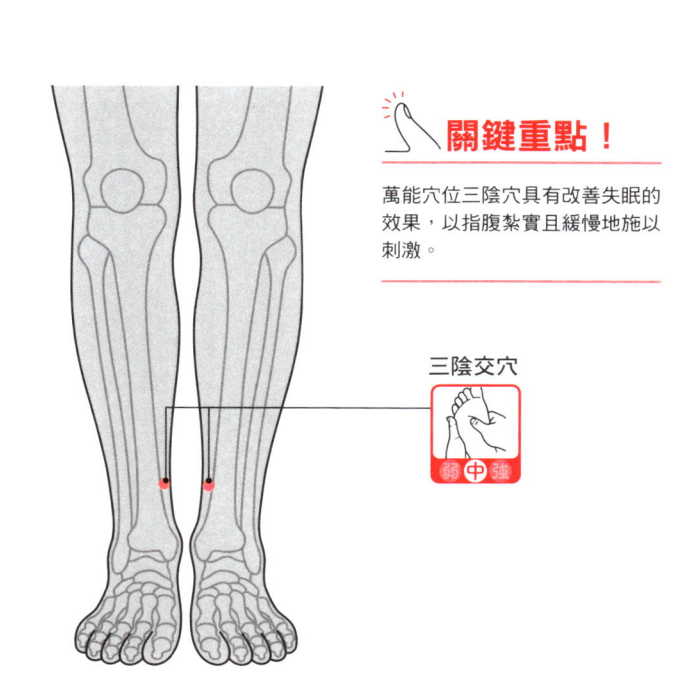

關鍵重點！

萬能穴位三陰交穴具有改善失眠的效果，以指腹紮實且緩慢地施以刺激。

三陰交穴

---

1 最有效！穴位按壓法

2 身體疼痛等不適症狀

3 想即刻緩解的不適症狀

4 生活中常見的不適症狀

5 心理與內臟的不適症狀

6 年齡增長引起的不適症狀

79

痔瘡

刺激幫助改善疼痛與出血的穴位

痔瘡疼痛劇烈時，刺激腳踝附近的痔瘡‧脫肛對應穴位。接著刺激腳背和腳底的腸道、痔瘡反射區。最後搭配刺激位於小腿肚的穴位和手掌的乙狀結腸反射區，相輔相成更能發揮改善效果。

建議按摩時間 10分

右腳腳底　左腳腳底

腎上腺
乙狀結腸（只有左腳）
痔瘡

關鍵重點！

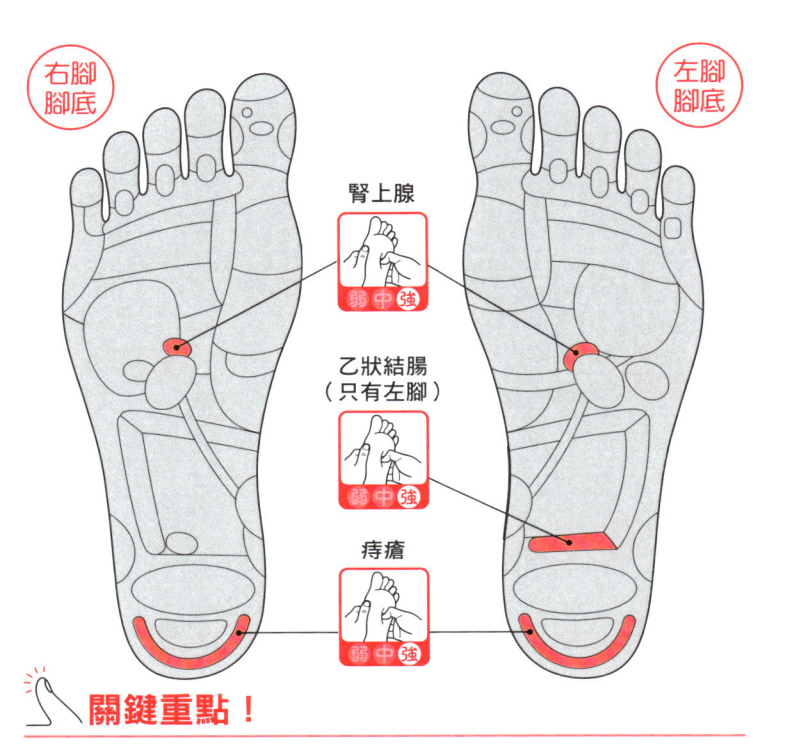

痔瘡穴位所在部位的皮膚比較厚，建議用拇指勾扣手法強力按壓。以同樣手法和力道刺激乙狀結腸和腎上腺反射區。

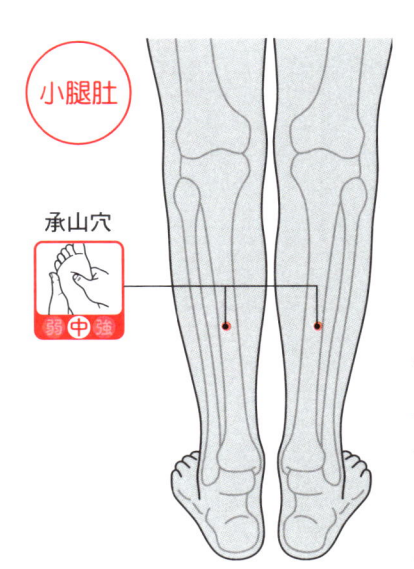

小腿肚

承山穴

關鍵重點！

承山穴具有促進肛門血流正常運作的效果。只要血液循環順暢，肌肉順利運作，自然能夠改善出血現象。

80

腳背外側	腳背內側
痔瘡・脫肛	直腸　痔瘡・脫肛

關鍵重點！

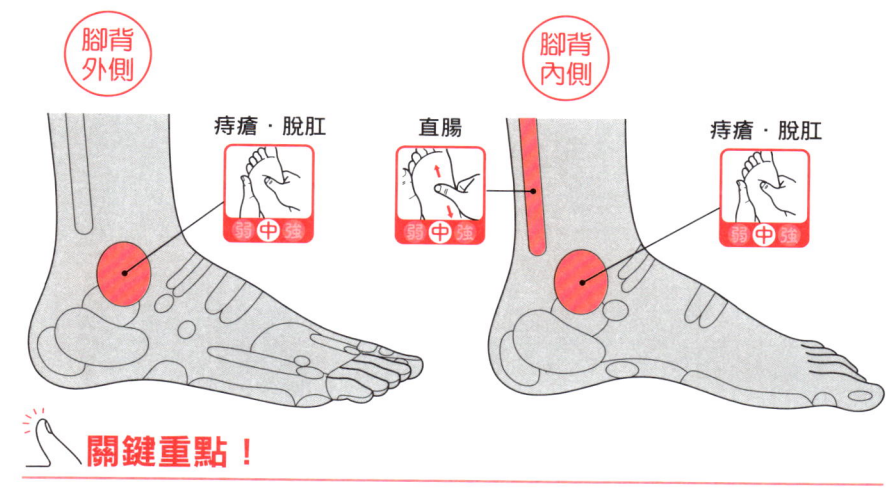

以指腹充分按壓位於腳踝內側與外側附近的痔瘡・脫肛對應穴位。使用摩擦手法按摩位於內側腳踝後上方的直腸對應穴位。

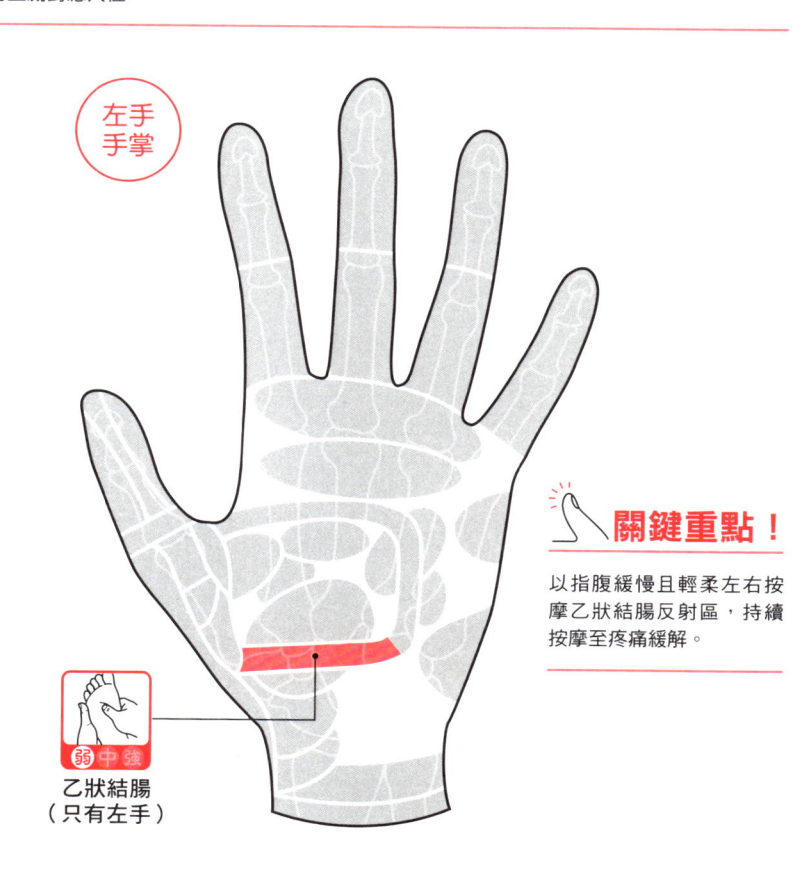

左手手掌

關鍵重點！

以指腹緩慢且輕柔左右按摩乙狀結腸反射區，持續按摩至疼痛緩解。

乙狀結腸（只有左手）

膀胱炎

按壓穴位改善餘尿感和疼痛

雖然可以透過抗菌藥物治療膀胱炎，但也可能演變成慢性發炎。請千萬不要憋尿，並且注意保暖，養成刺激泌尿器官對應穴位的習慣。

建議按摩時間 10分

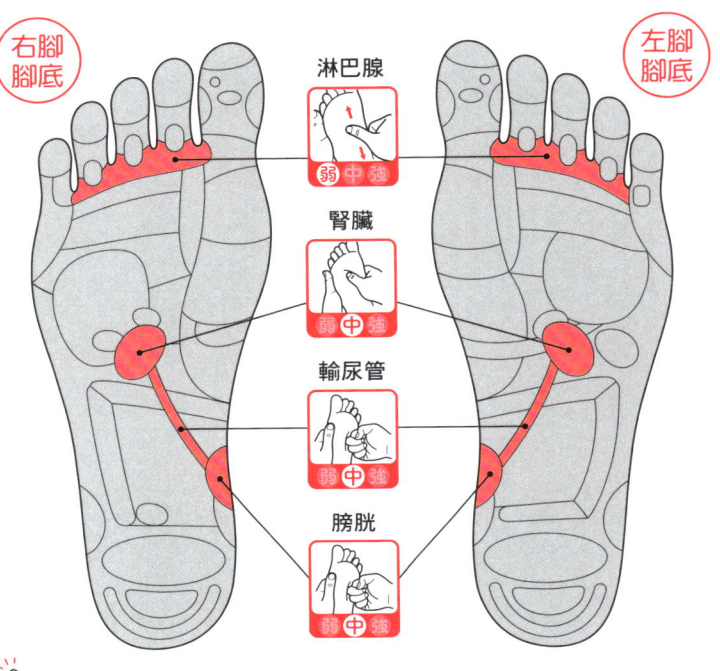

（右腳腳底）（左腳腳底）
淋巴腺　弱 中 強
腎臟　弱 中 強
輸尿管　弱 中 強
膀胱　弱 中 強

關鍵重點！

以指腹紮實地揉壓鬆解腎臟反射區，接著以屈指點手法慢慢刺激輸尿管和膀胱反射區。最後以摩擦手法輕柔左右摩擦腳趾下方的淋巴腺反射區。

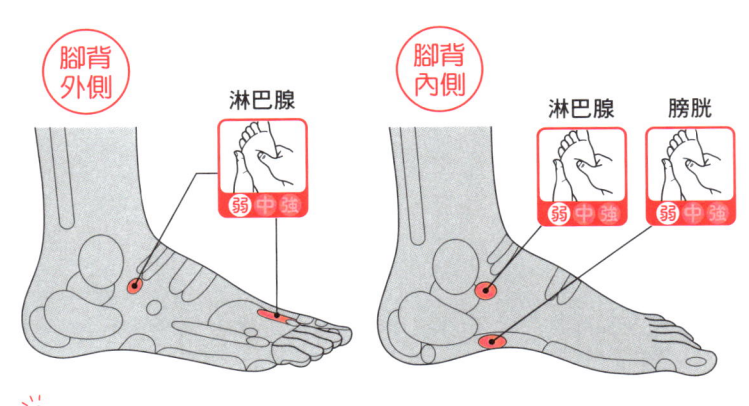

（腳背外側）淋巴腺　弱 中 強
（腳背內側）淋巴腺　弱 中 強　膀胱　弱 中 強

關鍵重點！

以指腹輕柔且緩慢地按壓腳踝附近的淋巴腺反射區。並建議以同樣輕柔的方式按壓膀胱反射區。

左手手掌 / 右手手掌

膀胱

關鍵重點！

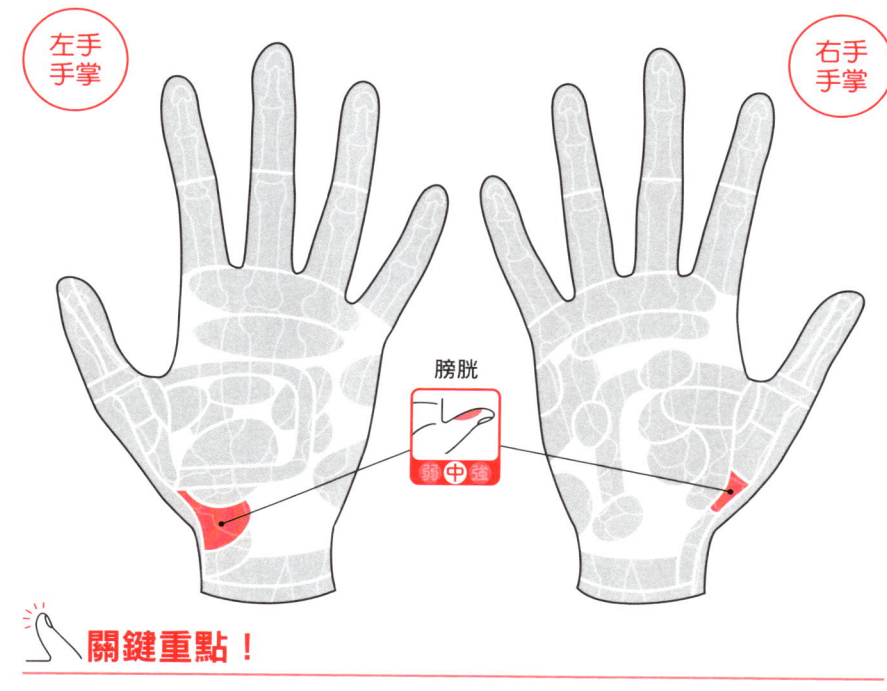

以大拇指指腹慢慢按壓膀胱反射區。養成按摩穴位的習慣,幫助順利排尿。

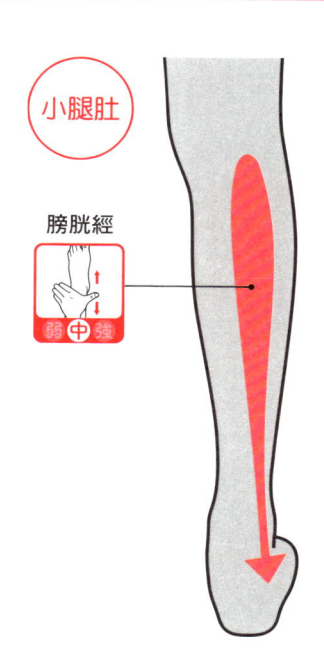

小腿肚

膀胱經

關鍵重點！

位於小腿肚中央的膀胱經具有改善排尿的效果,由上往下慢慢按摩至發熱。

肥胖

經常刺激穴位打造不易發胖的體質

每天刺激穴位有助於促進新陳代謝，打造能夠抑制食慾的體質。光靠刺激腳底穴位無法立即達到體重減輕的效果，唯有持之以恆才是減重關鍵。

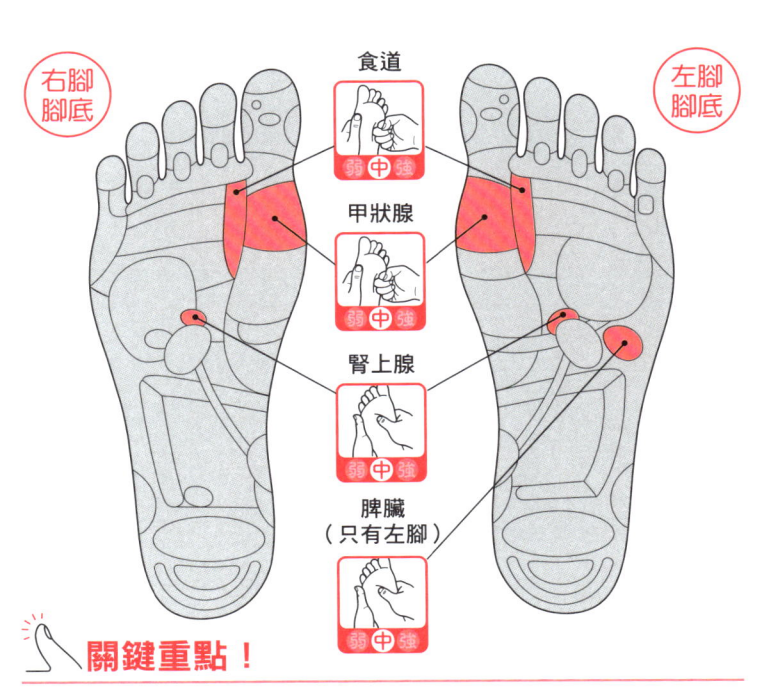

建議按摩時間 10分

右腳腳底／左腳腳底

- 食道
- 甲狀腺
- 腎上腺
- 脾臟（只有左腳）

關鍵重點！

使用屈指點手法揉壓甲狀腺和食道反射區。以指腹深度揉壓腎上腺和脾臟（只有左腳）反射區，施以刺激使其放鬆。

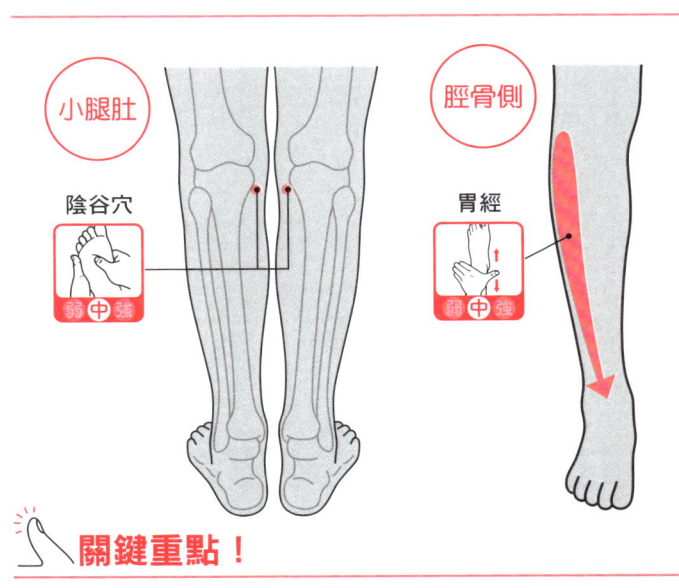

小腿肚：陰谷穴
脛骨側：胃經

關鍵重點！

陰谷穴具有抑制食慾的效果，胃經則對調整消化器官有幫助。建議養成隨時按摩這些部位的習慣。

84

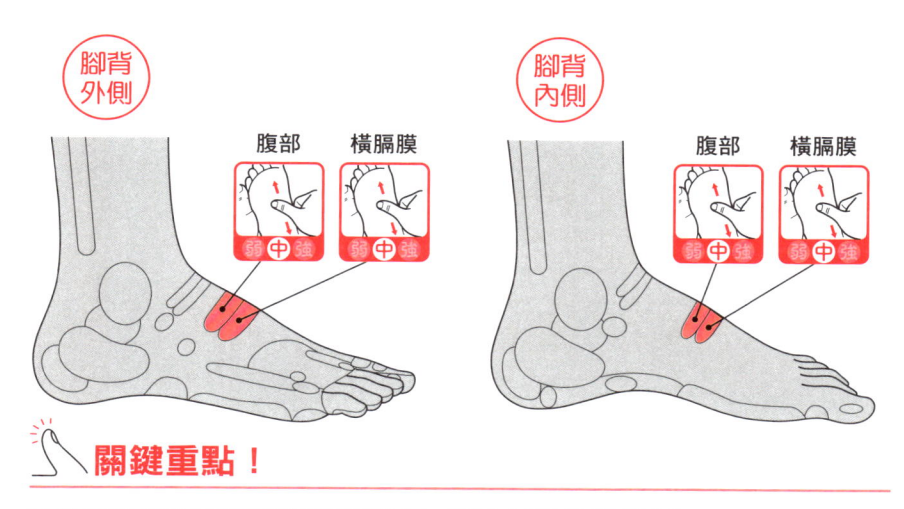

1 最有效！穴位按壓法	
2 身體疼痛等不適症狀	
3 想即刻緩解的不適症狀	
4 生活中常見的不適症狀	
5 心理與內臟的不適症狀	
6 年齡增長引起的不適症狀	

腳背外側 — 腹部　橫膈膜
腳背內側 — 腹部　橫膈膜

弱中強

關鍵重點！

以摩擦手法慢慢左右摩擦腹部和橫膈膜反射區。刺激左右腳的腳背直到發熱。

雙手

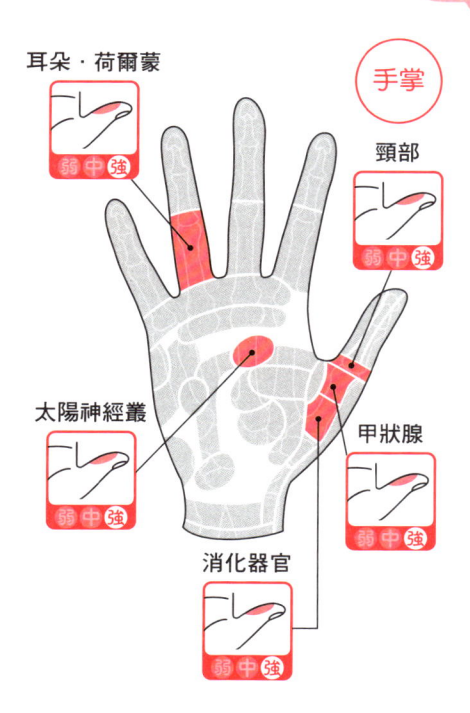

手掌

耳朵・荷爾蒙
頸部
太陽神經叢
甲狀腺
消化器官

關鍵重點！

以大拇指指腹強力揉壓雙手手掌上的頸部、甲狀腺等對應穴位，有助於預防肥胖。接著再按壓手背上的對應穴位。手掌與手背的穴位按摩共計4分鐘。

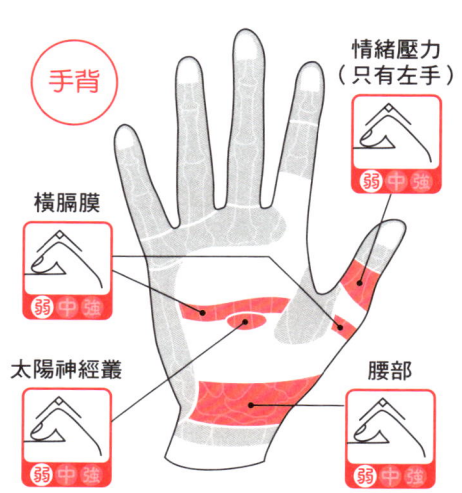

手背

橫膈膜
情緒壓力（只有左手）
太陽神經叢
腰部

85

氣喘

預防急性呼吸困難

按壓肺部、氣管、腎臟、腎上腺、淋巴腺、胸部對應穴位對舒緩氣喘症狀都很有效。特別是養成刺激氣管和腎臟對應穴位的習慣，對緩解氣喘造成的不適也具有相當不錯的效果。

建議按摩時間 10分

右腳腳底 / 左腳腳底

- 淋巴腺（弱中強）
- 肺（弱中強）
- 氣管（弱中強）
- 腎臟（弱中強）

關鍵重點！

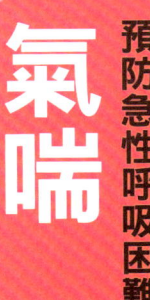

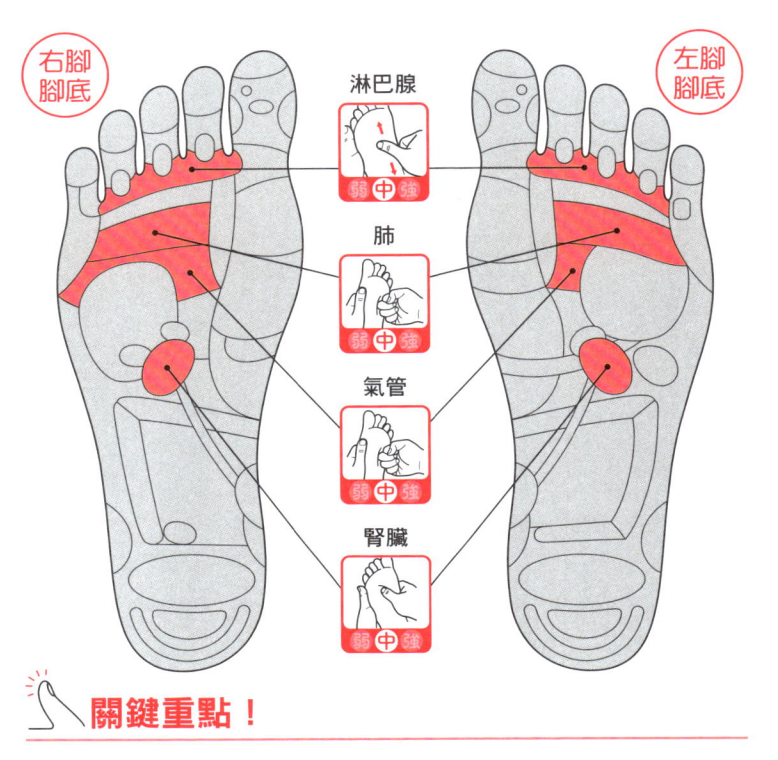

以屈指點手法摩擦肺部反射區，前後摩擦氣管反射區。以摩擦手法插入腳趾之間，刺激淋巴腺反射區，約進行1分鐘。接著以揉壓腎臟反射區，以屈指點緩慢刺激腳背的淋巴腺反射區。最後再以食指、中指、無名指前後摩擦胸部反射區。

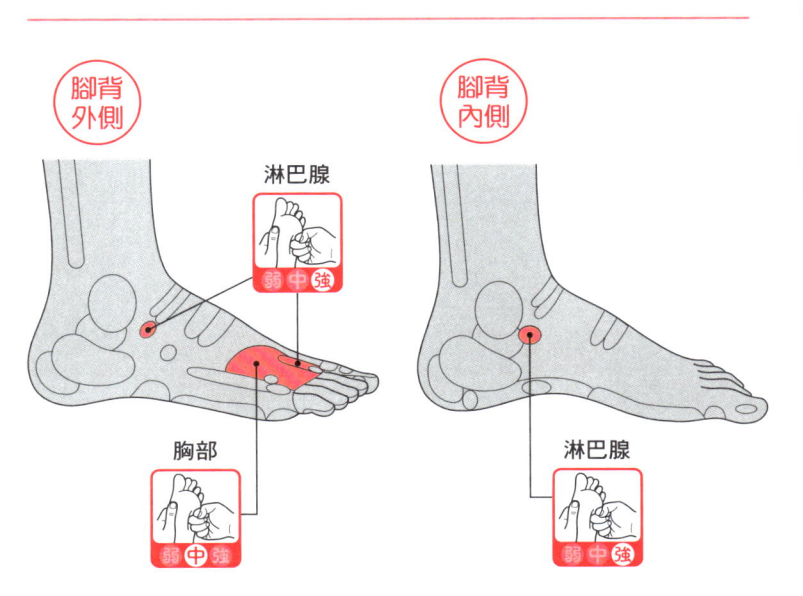

腳背外側
- 淋巴腺（弱中強）
- 胸部（弱中強）

腳背內側
- 淋巴腺（弱中強）

雙手

手掌

- 呼吸器官・口腔
- 頸部
- 腎上腺
- 甲狀腺

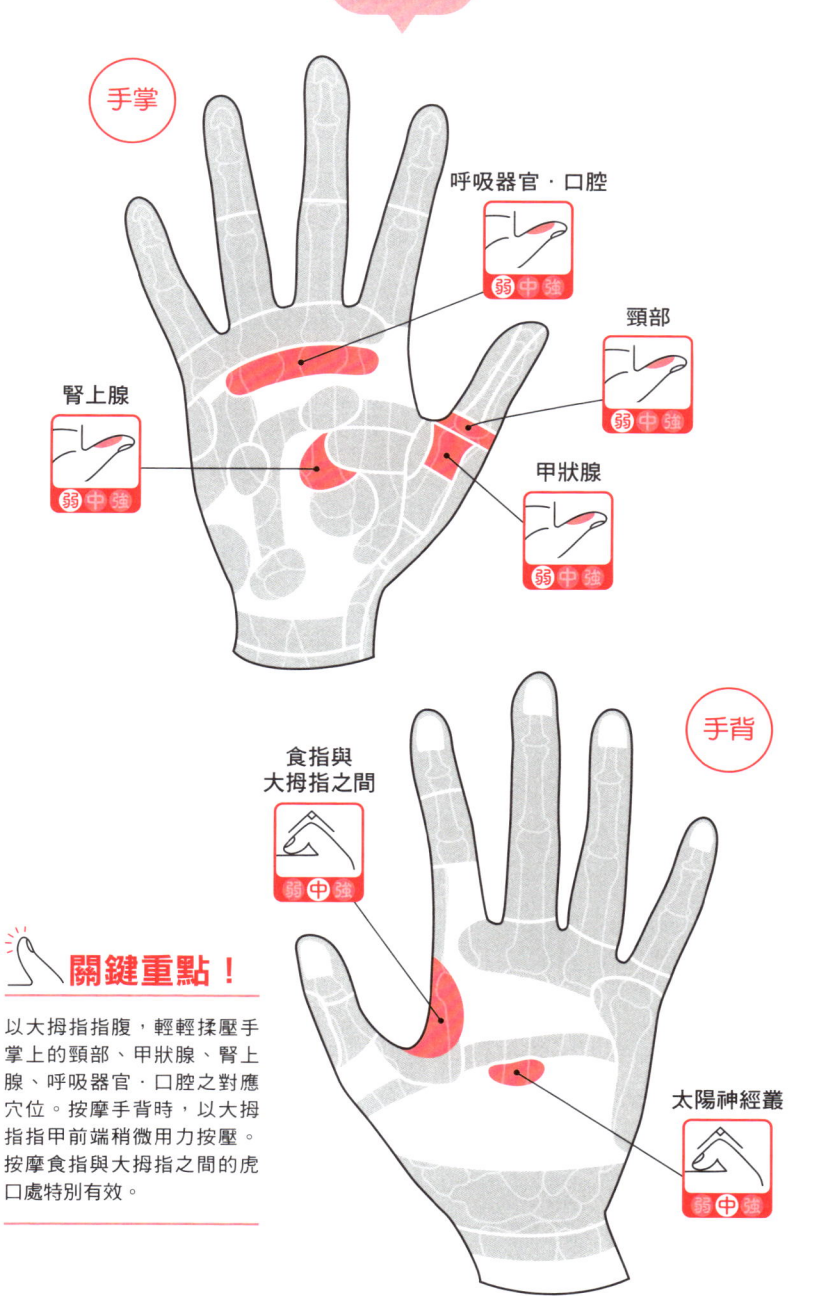

手背

- 食指與大拇指之間
- 太陽神經叢

關鍵重點！

以大拇指指腹，輕輕揉壓手掌上的頸部、甲狀腺、腎上腺、呼吸器官・口腔之對應穴位。按摩手背時，以大拇指指甲前端稍微用力按壓。按摩食指與大拇指之間的虎口處特別有效。

---

1 最有效！穴位按壓法

2 身體疼痛等不適症狀

3 想即刻緩解的不適症狀

4 生活中常見的不適症狀

5 心理與內臟的不適症狀

6 年齡增長引起的不適症狀

視力模糊

同時刺激數個穴位改善眼睛模糊

眼睛和肝臟有密切關係，所以刺激肝臟對應穴位對改善視力極有幫助。先讓眼睛適當休息後再開始刺激腳底穴位，接著再刺激手掌和手背上的穴位。

左腳腳底

- 眼
- 斜方肌
- 腎上腺
- 肩膀
- 腎臟

右腳腳底

- 肩膀
- 肝臟（只有右腳）
- 腎臟
- 眼睛
- 斜方肌
- 腎上腺

關鍵重點！

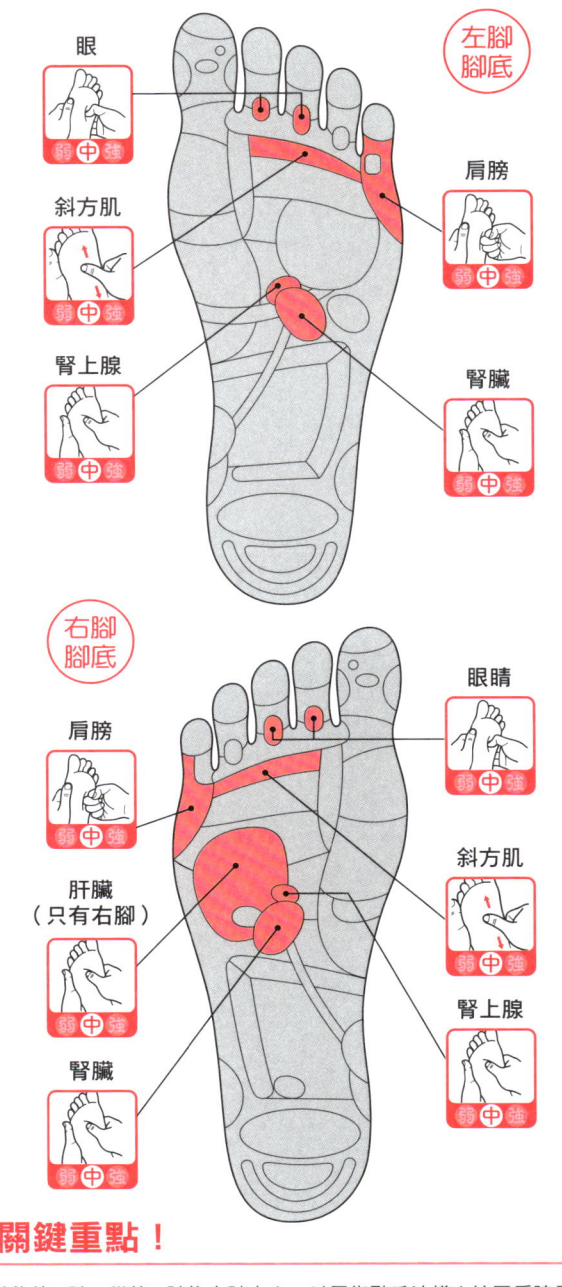

從第2趾往第3趾，從第3趾往小趾方向，以屈指點手法橫向按壓肩膀反射區。接下來以指腹慢慢按壓腎臟、肝臟、腎上腺反射區。向左右摩擦斜方肌反射區，最後以拇指勾扣手法輕柔摩擦眼部反射區。

建議按摩時間 **10分**

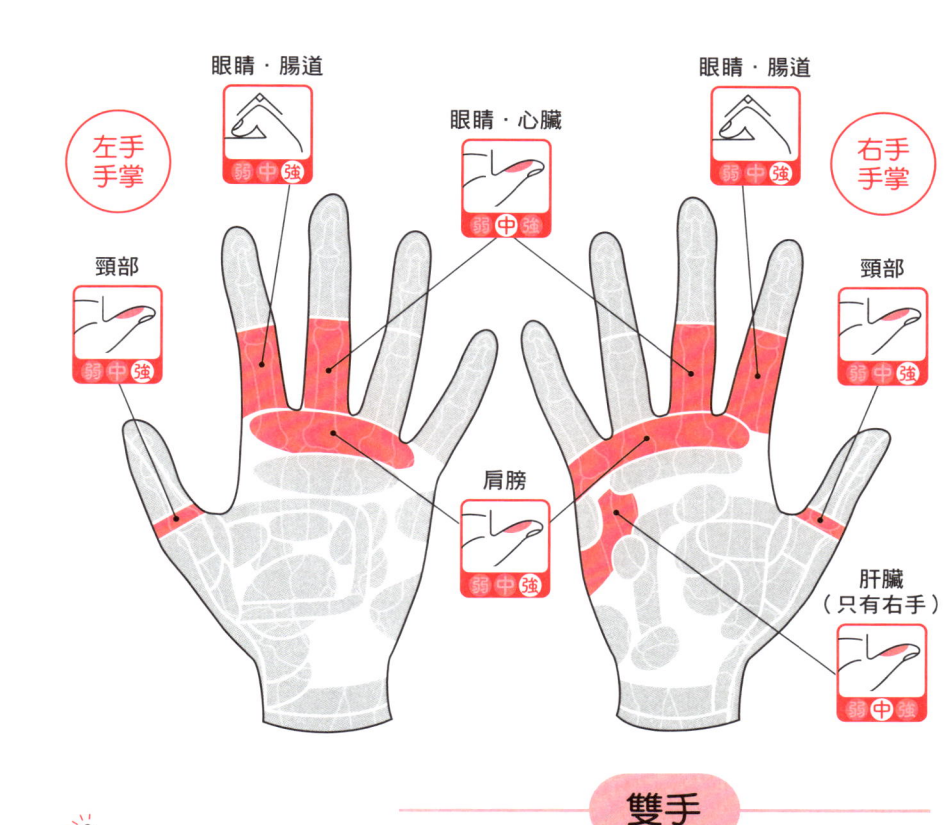

左手手掌 / 右手手掌

- 眼睛・腸道（弱 中 強）
- 眼睛・心臟（弱 中 強）
- 頸部（弱 中 強）
- 肩膀（弱 中 強）
- 肝臟（只有右手）（弱 中 強）

雙手 手背

- 肩膀（弱 中 強）
- 食指與大拇指之間（弱 中 強）

關鍵重點！

以大拇指指甲前端按壓位於雙手手掌面食指上的眼睛・腸道對應穴位。其他穴位則採用指腹按壓手法。以大拇指指腹揉壓雙手手背指根處的肩膀對應穴位，以及食指與大拇指之間的虎口。手掌與手背穴位按摩共計2分鐘。肝臟對應穴位只在右手，務必確認位置後再進行按壓。

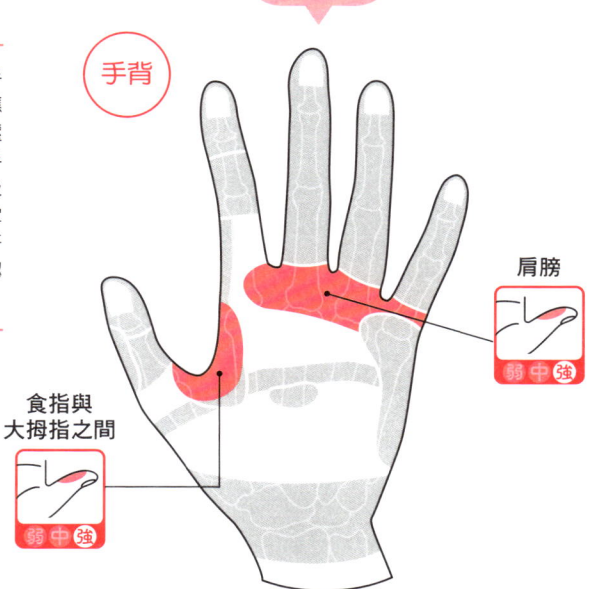

---

1 最有效！穴位按壓法
2 身體疼痛等不適症狀
3 想即刻緩解的不適症狀
4 生活中常見的不適症狀
5 心理與內臟不適症狀
6 年齡增長引起的不適症狀

Column 3

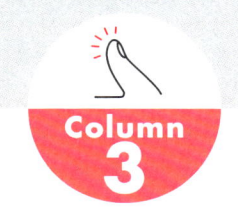

手腳按摩
也適用於嬰幼兒

　　手腳反射區治療的魅力之一就是適用於任何年齡層的人。自嬰幼兒期開始刺激手腳穴位，既可提升免疫力和促進智力發展，也有助於打造健康強健的身體。

　　刺激方法很簡單，以手掌輕柔包覆嬰幼兒手腳，然後輕輕握緊再放開。重點是「輕柔地握住即可，而不是揉壓」。也可以使用像羽毛一樣的東西輕撫嬰幼兒的穴位。這些方法都有助於穩定嬰幼兒的情緒，進而讓他們睡得好，也能增加喝奶量。

　　另一方面，針對2～3歲的幼兒，輕輕揉壓他們的手掌和腳部穴位，有助於預防感冒。尤其是體質較虛弱的孩童，建議養成用手按摩穴位的習慣，幫助提升免疫力，減少感冒次數。

第5章

心理與內臟的不適症狀

〈根據惱人部位〉最佳手腳穴位組合 ❹

有效改善心理方面的不舒暢，
透過穴位刺激促進身心健康。

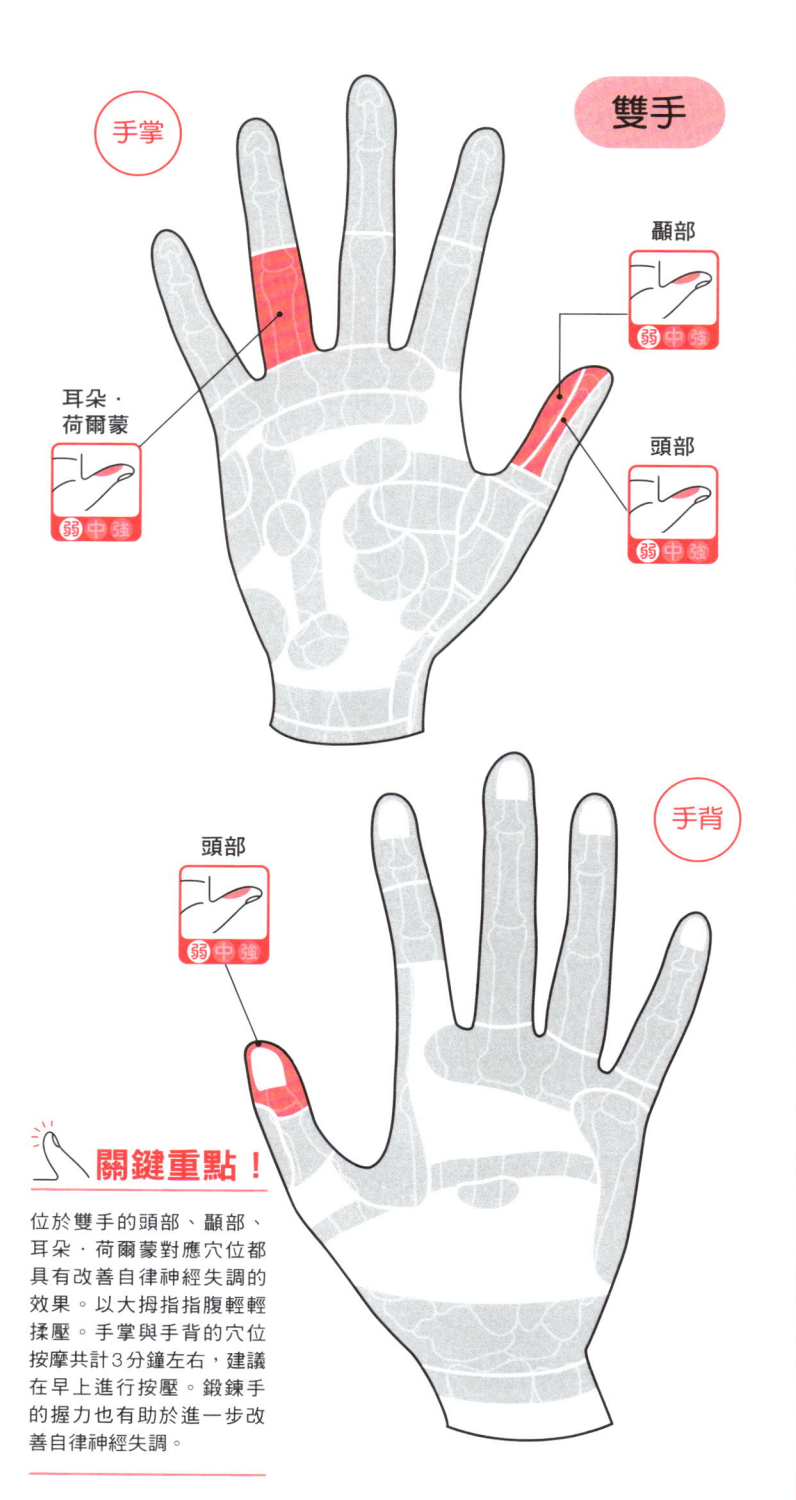

自律神經失調

調整心理平衡的穴位刺激

一旦診斷為自律神經失調，醫師可能會開立鎮靜劑藥物。不過在那之前，不妨先嘗試透過穴位刺激來調整心理平衡。建議養成在睡前按摩穴位的習慣。

建議按摩時間 10分

手掌　**雙手**

- 顳部
- 耳朵・荷爾蒙
- 頭部

手背

- 頭部

關鍵重點！

位於雙手的頭部、顳部、耳朵・荷爾蒙對應穴位都具有改善自律神經失調的效果。以大拇指指腹輕輕揉壓。手掌與手背的穴位按摩共計3分鐘左右，建議在早上進行按壓。鍛鍊手的握力也有助於進一步改善自律神經失調。

右腳腳底 / 左腳腳底

頸部

腎臟

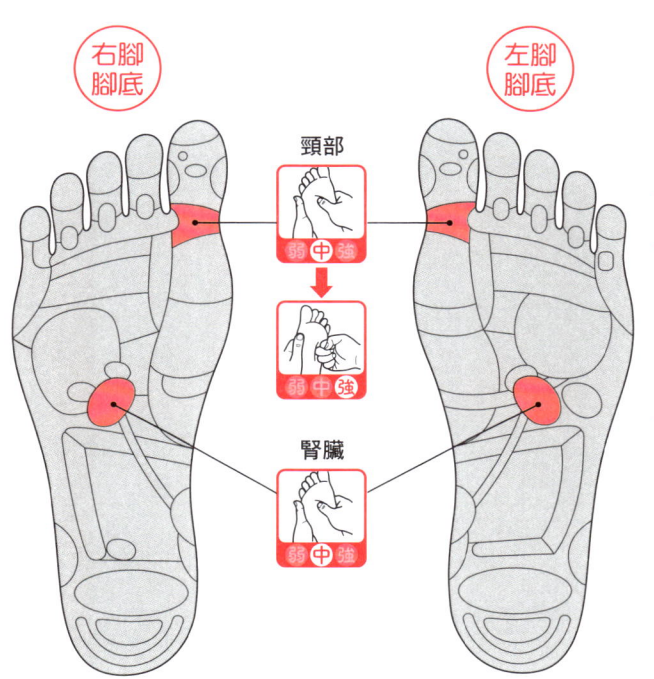

關鍵重點

先用指腹並以正常力道揉頸部對應穴位，揉至發熱後再以屈指點手法施以強力刺激。以指腹紮實且緩慢地按壓鬆解腎臟對應穴位。

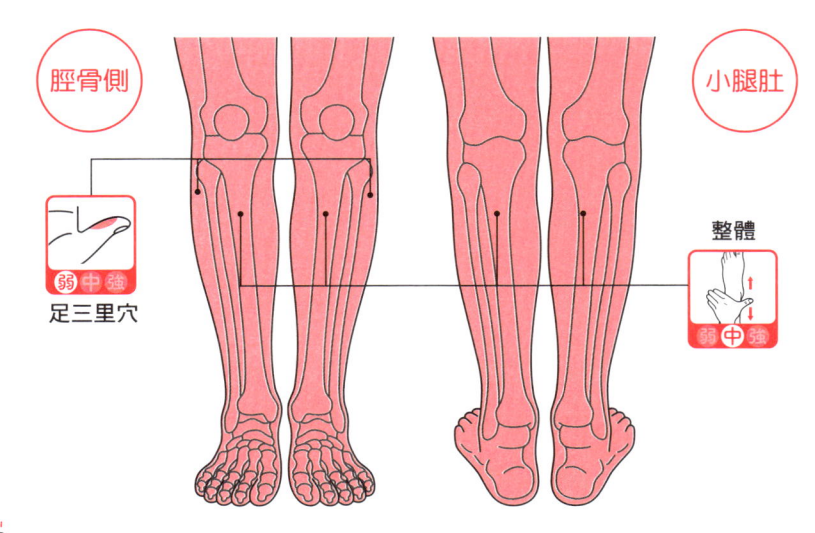

脛骨側 / 小腿肚

足三里穴

整體

關鍵重點！

萬能穴位足三里穴具有調整交感神經與副交感神經平衡的效果。以指腹充分施以刺激，最後按摩整個小腿肚和脛骨側至發熱。

1 最有效！穴位按壓法
2 身體疼痛等不適症狀
3 想即刻緩解的不適症狀
4 生活中常見的不適症狀
5 心理與內臟的不適症狀
6 年齡增長引起的不適症狀

93

沮喪・憂鬱症

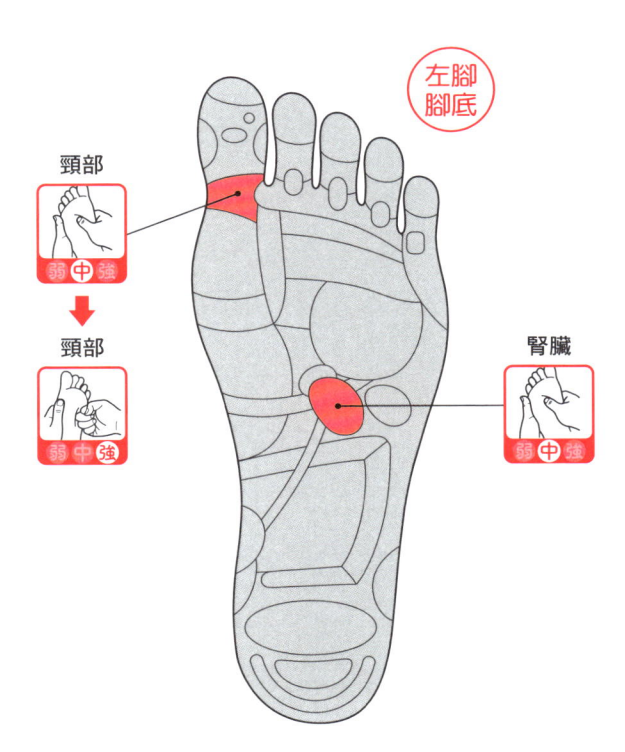

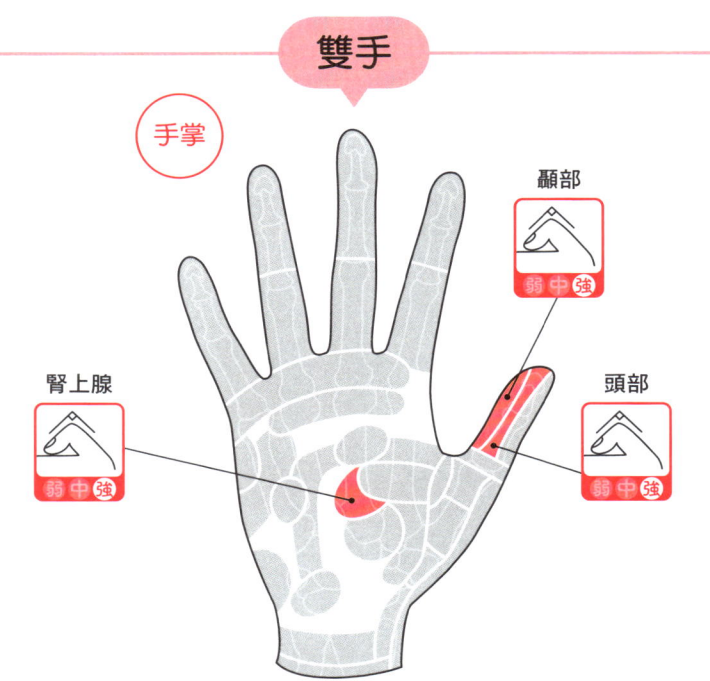

促進快樂荷爾蒙的分泌，治療心理問題

感到情緒低落時，刺激對應反射區更有效果。刺激穴位促使產生活力，同時刺激活化大腦的穴位，幫助提振精神。

左腳腳底

- 頸部 弱中強
- 頸部 弱中強
- 腎臟 弱中強

雙手（手掌）

- 顳部 弱中強
- 腎上腺 弱中強
- 頭部 弱中強

建議按摩時間 **7分**

94

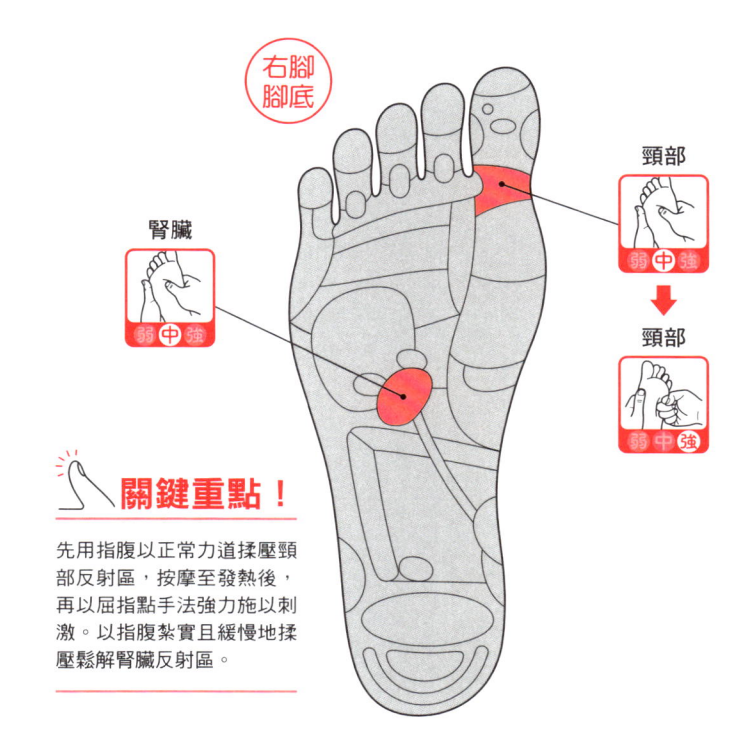

右腳腳底

- 腎臟
- 頸部

關鍵重點！

先用指腹以正常力道揉壓頸部反射區，按摩至發熱後，再以屈指點手法強力施以刺激。以指腹紮實且緩慢地揉壓鬆解腎臟反射區。

雙手

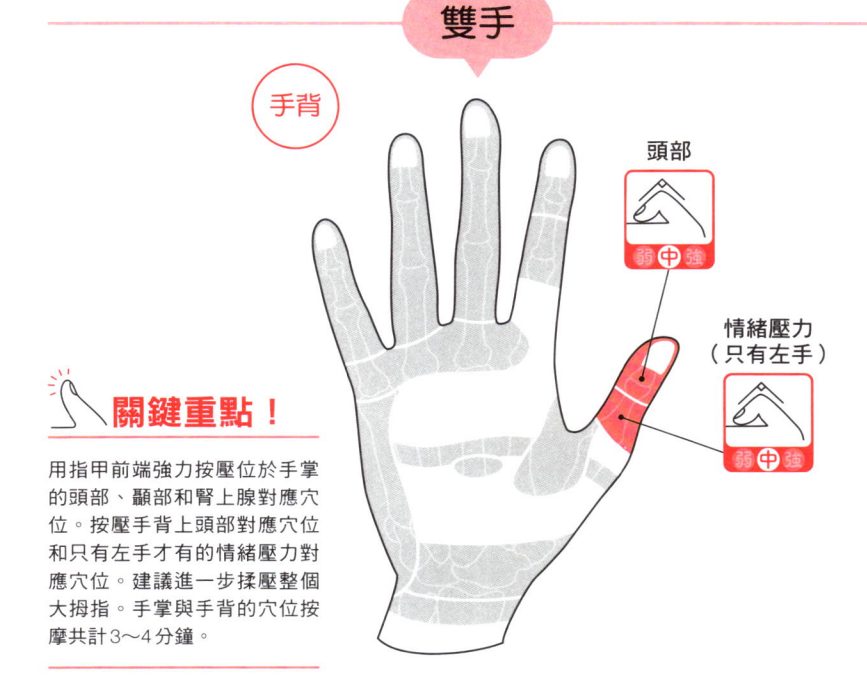

手背

- 頭部
- 情緒壓力（只有左手）

關鍵重點！

用指甲前端強力按壓位於手掌的頭部、顳部和腎上腺對應穴位。按壓手背上頭部對應穴位和只有左手才有的情緒壓力對應穴位。建議進一步揉壓整個大拇指。手掌與手背的穴位按摩共計3～4分鐘。

壓力過大

按壓大腦和肝臟對應穴位讓心情放輕鬆

以下介紹的穴位能夠幫助調整大腦運作、穩定情緒、活化生理機能並減輕壓力。另外也有促使肝功能恢復正常的穴位。感到有壓力時，建議按摩這些穴位。

建議按摩時間 10分

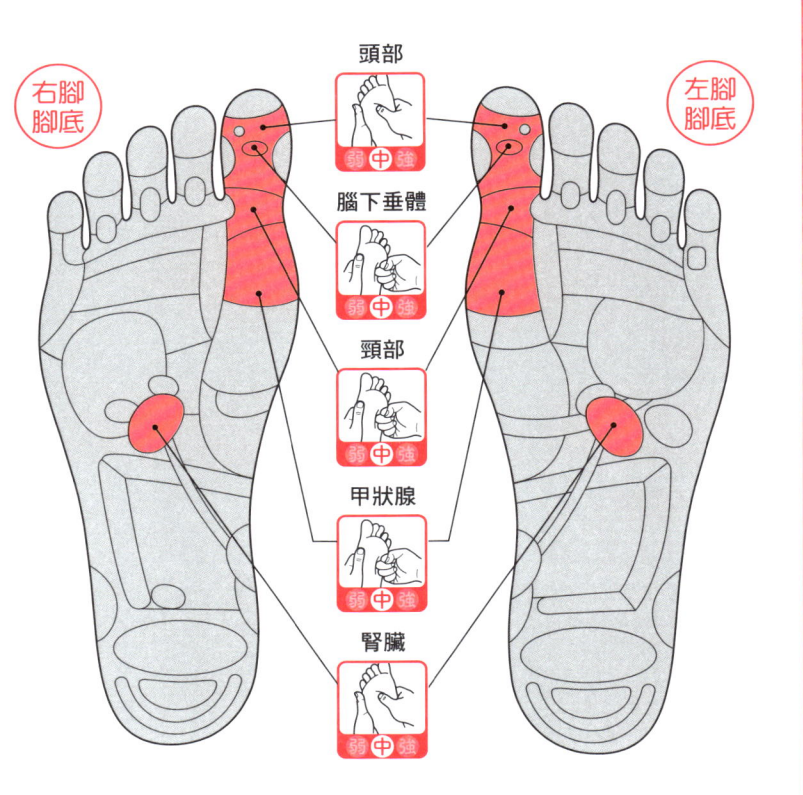

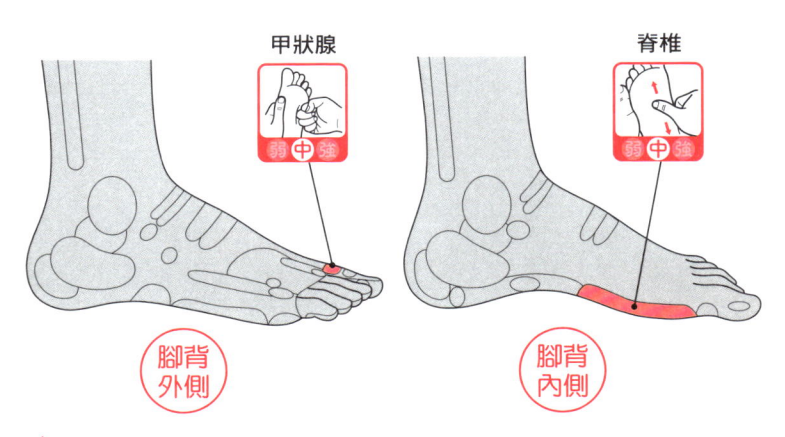

右腳腳底　左腳腳底

- 頭部
- 腦下垂體
- 頸部
- 甲狀腺
- 腎臟

腳背外側：甲狀腺

腳背內側：脊椎

關鍵重點！

先用指腹緩慢揉壓鬆解整個頭部反射區，接著以屈指點手法按揉腦下垂體、頸部和甲狀腺反射區。用指腹揉壓腎臟反射區至發熱，然後以摩擦手法刺激腳背的脊椎對應穴位。最後再以屈指點手法刺激甲狀腺對應穴位。

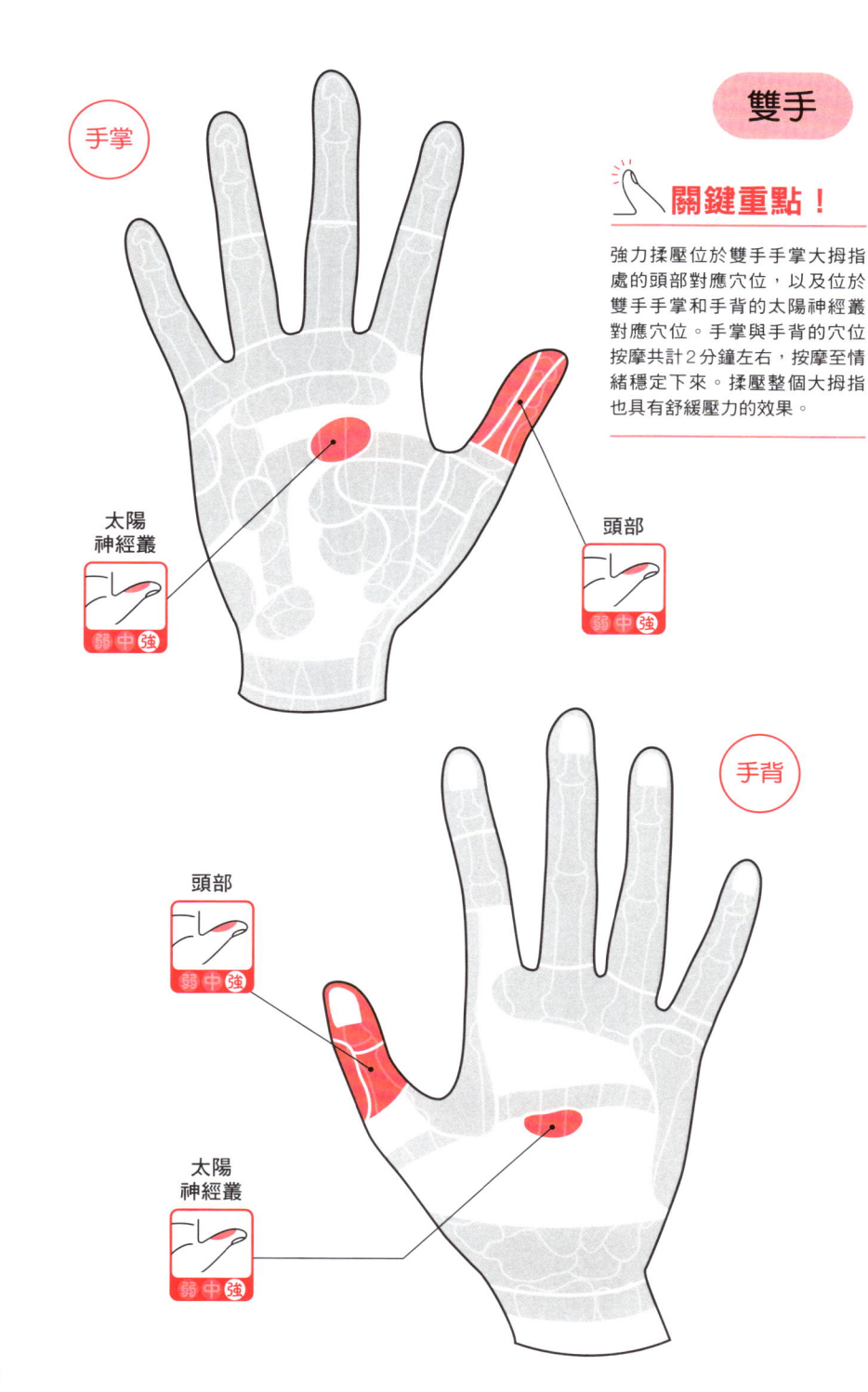

雙手

關鍵重點！

強力揉壓位於雙手手掌大拇指處的頭部對應穴位，以及位於雙手手掌和手背的太陽神經叢對應穴位。手掌與手背的穴位按摩共計2分鐘左右，按摩至情緒穩定下來。揉壓整個大拇指也具有舒緩壓力的效果。

手掌

- 太陽神經叢（弱/中/強）
- 頭部（弱/中/強）

手背

- 頭部（弱/中/強）
- 太陽神經叢（弱/中/強）

---

1 最有效！穴位按壓法
2 身體疼痛等不適症狀
3 想即刻緩解的不適症狀
4 生活中常見的不適症狀
5 心理與內臟的不適症狀
6 年齡增長引起的不適症狀

注意力不集中

腳底按摩搭配深呼吸讓大腦神清氣爽

感到心神不寧時,透過按摩腳部促使大腦活化,幫助重新找回專注力。刺激頭部和頸部對應穴位,有效改善大腦疲累。同時搭配深呼吸,為身體補充足夠的氧氣。

左腳腳底

- 頭部（弱中強）＋頭部（弱中強）
- 腎臟（弱中強）

腳背

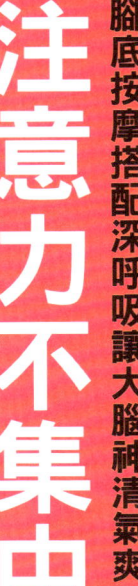

- 整個腳背（弱中強）

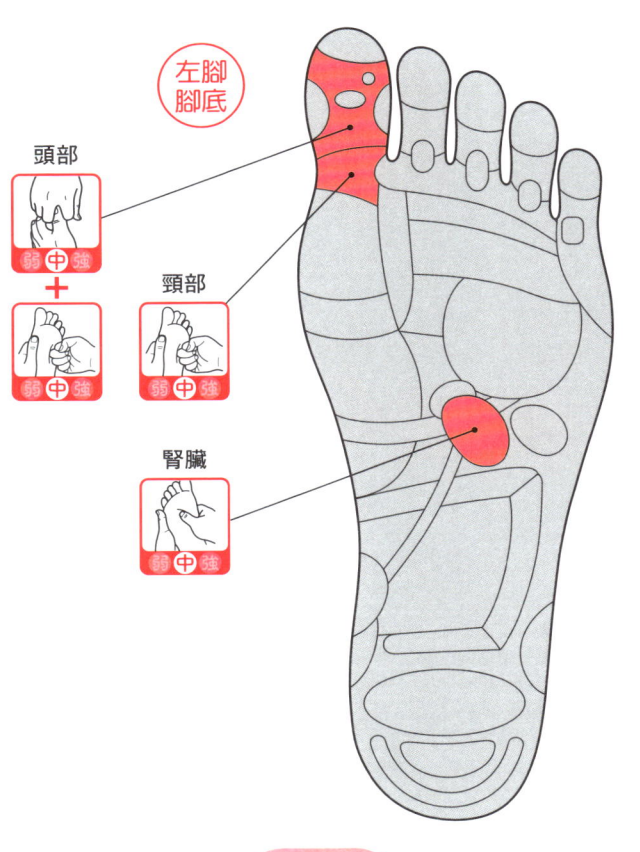

關鍵重點！

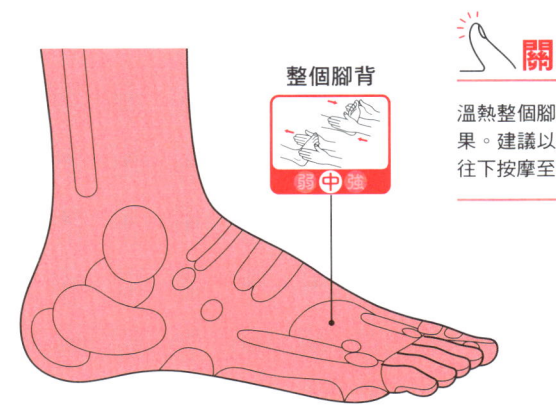

溫熱整個腳背也具有改善效果。建議以鑽木手法從腳踝往下按摩至整個腳背發熱。

建議按摩時間：7分

98

右腳腳底

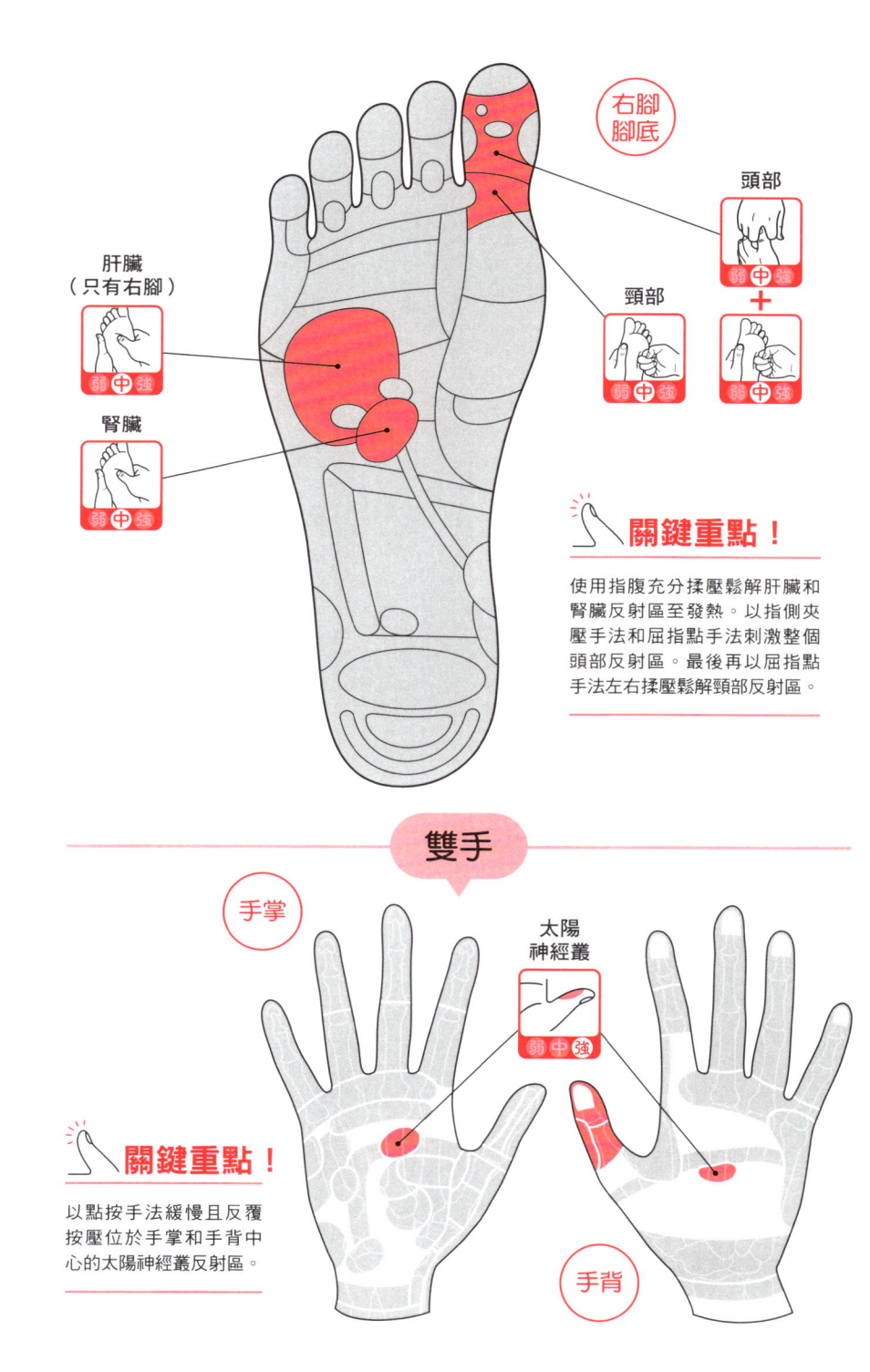

- 肝臟（只有右腳）
- 腎臟
- 頭部
- 頸部

關鍵重點！

使用指腹充分揉壓鬆解肝臟和腎臟反射區至發熱。以指側夾壓手法和屈指點手法刺激整個頭部反射區。最後再以屈指點手法左右揉壓鬆解頸部反射區。

雙手

- 手掌
- 太陽神經叢
- 手背

關鍵重點！

以點按手法緩慢且反覆按壓位於手掌和手背中心的太陽神經叢反射區。

---

1 最有效！穴位按壓法
2 身體疼痛等不適症狀
3 想即刻緩解的不適症狀
4 生活中常見的不適症狀
5 心理與內臟的不適症狀
6 年齡增長引起的不適症狀

焦躁不安

感到煩躁時，按壓這些穴位

疲勞壓垮身心、情緒不穩定，這時候容易出現焦躁不安現象。刺激腳底穴位有助於拔除刺在心上的小尖刺。最後再加上緩慢的手部穴位按摩，相輔相成效果倍增。

建議按摩時間 7分

左腳腳底

- 腦下垂體（弱中強）
- 頭部（弱中強）
- 頸部（弱中強）
- 甲狀腺（弱中強）
- 腎臟（弱中強）

腳背

- 腳背外側：扁桃腺（弱中強）
- 腳背內側：脊椎（弱中強）

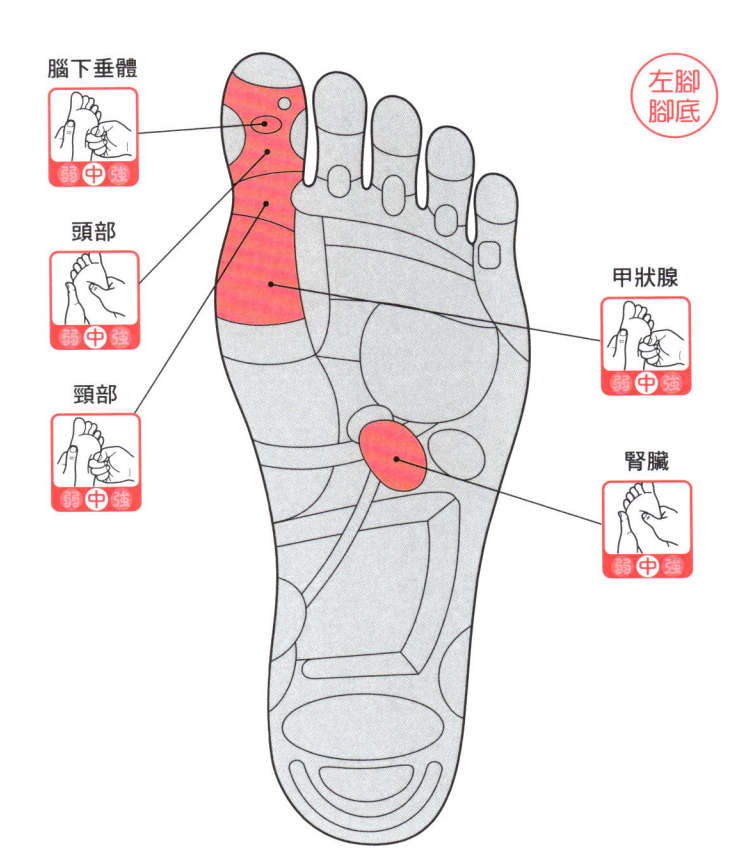

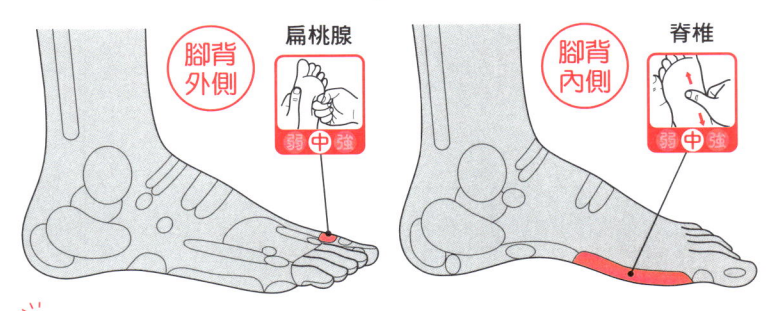

關鍵重點！

以摩擦手法刺激脊椎反射區，讓身體保持正確姿勢。扁桃腺對應穴位有助於甲狀腺功能正常運作，建議用屈指點手法施以刺激。

100

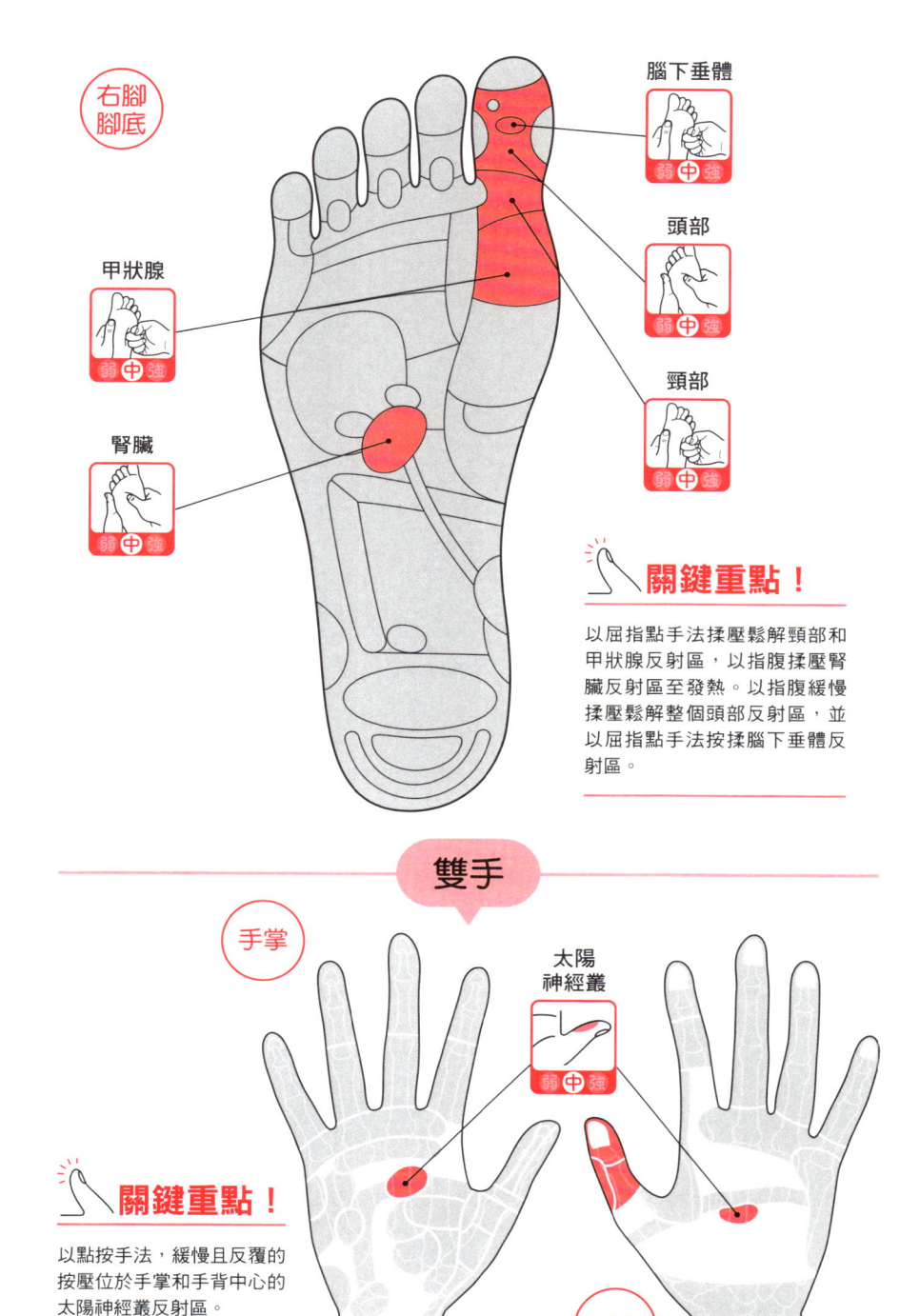

| 1 穴位按壓法 | 2 身體疼痛等不適症狀 | 3 想即刻緩解的不適症狀 | 4 生活中常見的不適症狀 | 5 心理與內臟的不適症狀 | 6 年齡增長引起的不適症狀 |

右腳腳底

腦下垂體

甲狀腺

頭部

頸部

腎臟

關鍵重點！

以屈指點手法揉壓鬆解頸部和甲狀腺反射區，以指腹揉壓腎臟反射區至發熱。以指腹緩慢揉壓鬆解整個頭部反射區，並以屈指點手法按揉腦下垂體反射區。

雙手

手掌

太陽神經叢

手背

關鍵重點！

以點按手法，緩慢且反覆的按壓位於手掌和手背中心的太陽神經叢反射區。

陽痿・勃起功能障礙

刺激心理對應穴位幫助改善勃起功能障礙

造成勃起功能障礙的原因有很多，例如工作上的壓力、男女關係等心理因素。刺激能夠有效消除心理問題的穴位，讓身體重新湧現活力。

- 松果體
- 腦下垂體
- 頸部
- 腎上腺
- 腎臟

右腳腳底　　左腳腳底

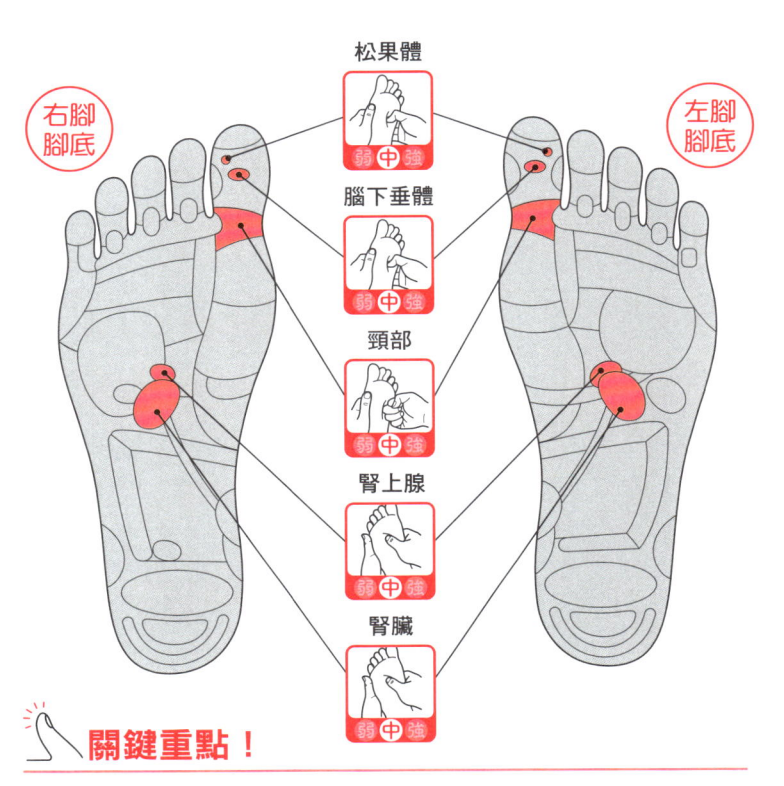

關鍵重點！
以指腹緩慢揉壓鬆解腎上腺和腎臟反射區。以屈指點手法按揉整個頸部反射區。再以拇指勾扣手法精準地按壓腦下垂體和松果體反射區。

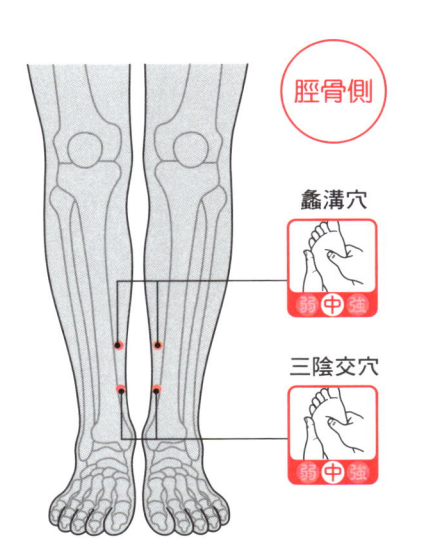

脛骨側

- 蠡溝穴
- 三陰交穴

關鍵重點！
蠡溝穴具有鎮靜和穩定情緒的效果。三陰交穴則是能夠促進全身血液循環。以指腹紮實地刺激這些穴位，充分感受精力泉湧。

建議按摩時間 **15分**

睪丸　腳背外側

攝護腺　腳背內側

弱 中 強

關鍵重點！

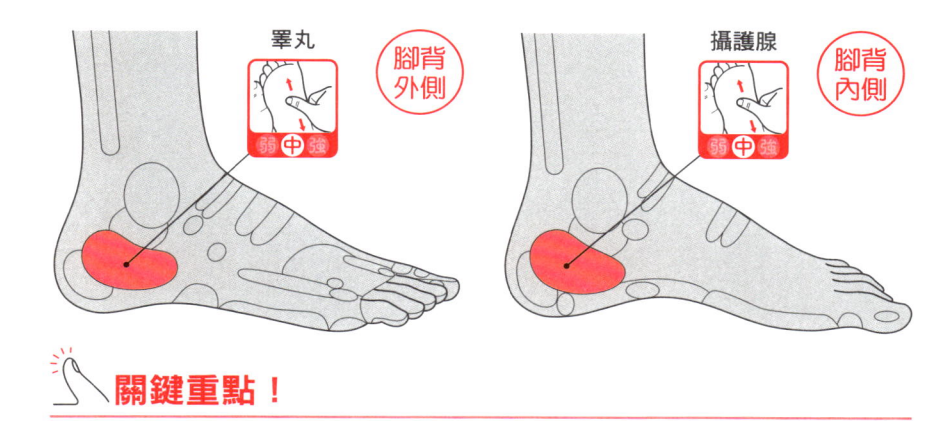

以摩擦手法前後左右摩擦位於腳踝下方的攝護腺和睪丸反射區至發熱。

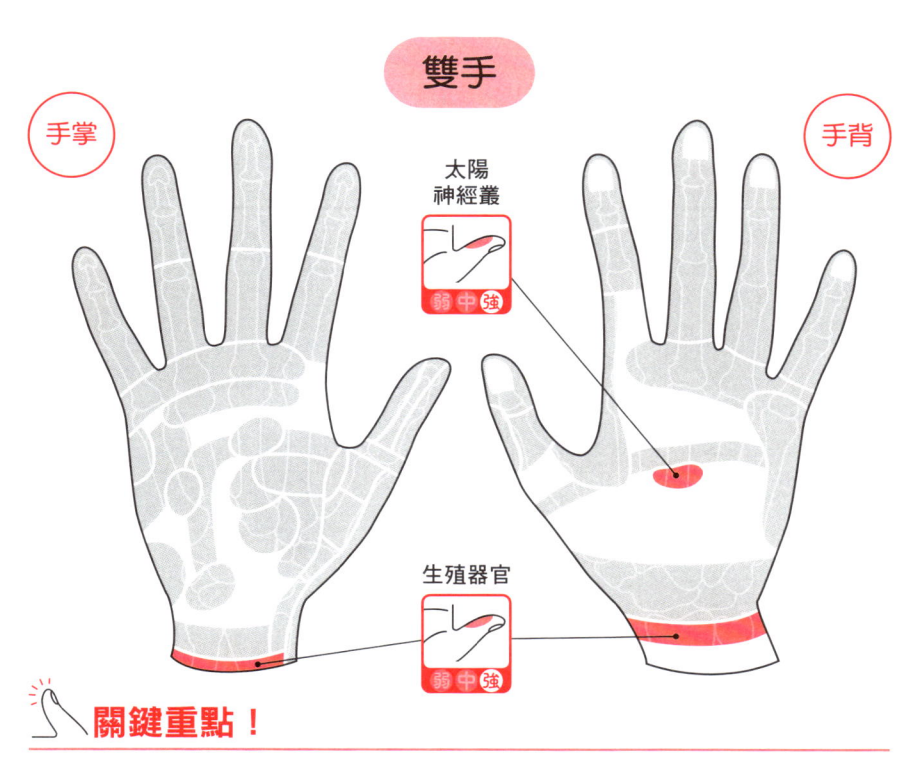

雙手

手掌　　　　太陽神經叢　　　　手背

生殖器官

弱 中 強

關鍵重點！

以稍微感到疼痛的強勁力道揉壓雙手手掌的生殖器官反射區。強力揉壓位於雙手手背處手腕附近的生殖器官反射區，以及位於手部中心處的太陽神經叢反射區。手掌與手背的穴位按摩各1〜2分鐘，共計3分鐘。

高血壓

培養按壓穴位的習慣，幫助改善與預防

就高血壓而言，預防勝於治療是重要關鍵。養成刺激或按摩穴位的習慣，能夠有效控制血壓，但也千萬別忘記適度運動、禁煙和減少鹽分攝取量。

建議按摩時間 **10分**

雙手

手掌 / **手背**

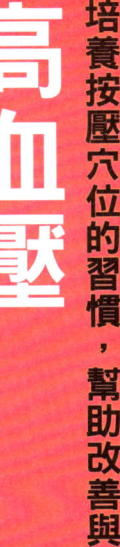

- 太陽神經叢
- 腎上腺
- 甲狀腺
- 橫膈膜

關鍵重點！

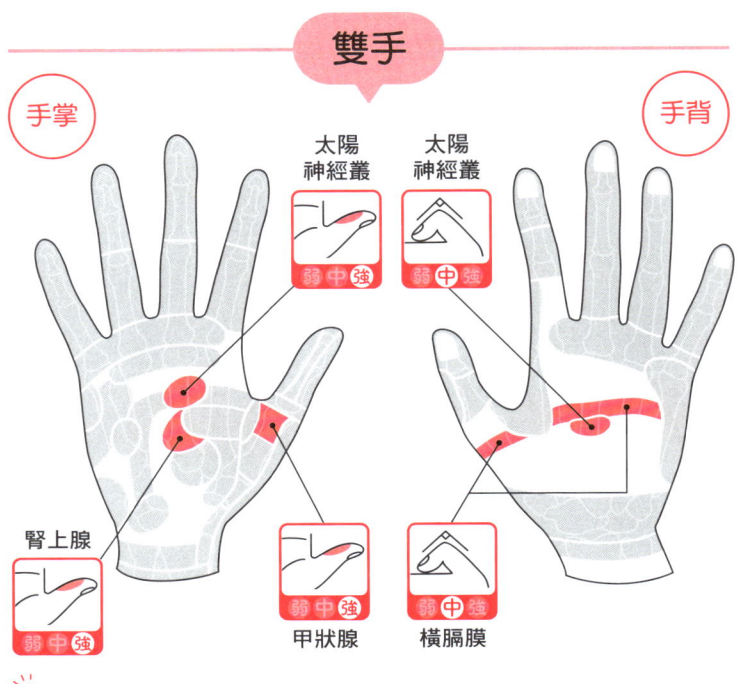

針對高血壓問題，以指腹強力揉壓雙手手掌面的腎上腺、甲狀腺、太陽神經叢反射區。以指甲前端如輕敲般刺激雙手手背上的橫膈膜與太陽神經叢對應穴位。手掌與手背的穴位按摩共計4分鐘，每天進行一次。

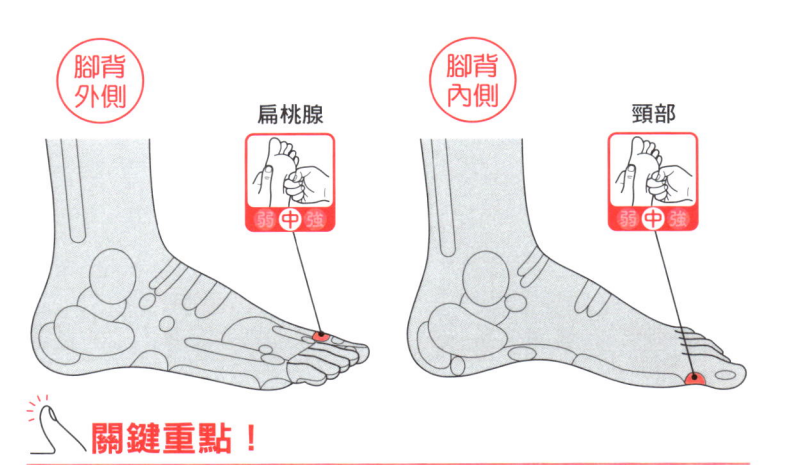

腳背外側 / 腳背內側

- 扁桃腺
- 頸部

關鍵重點！

以屈指點手法按壓刺激頸部反射區。接著同樣以屈指點手法上下摩擦扁桃腺反射區。

104

關鍵重點！

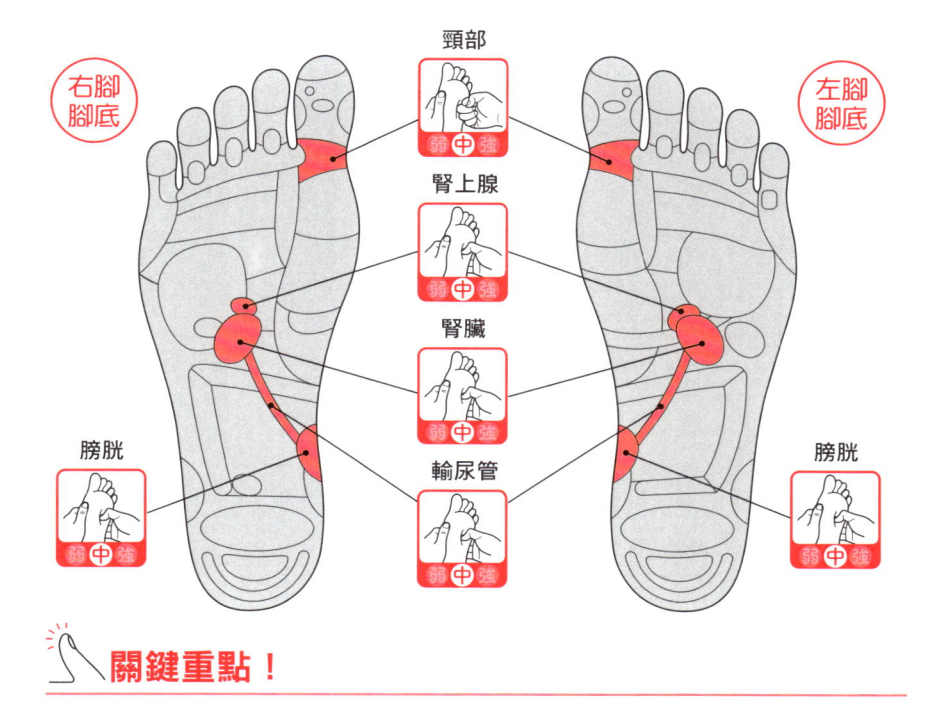

依照腎上腺、腎臟、輸尿管、膀胱的順序，以拇指勾扣手法稍微多花點時間左右按壓給予刺激。接著以屈指點手法按壓刺激頸部對應穴位。

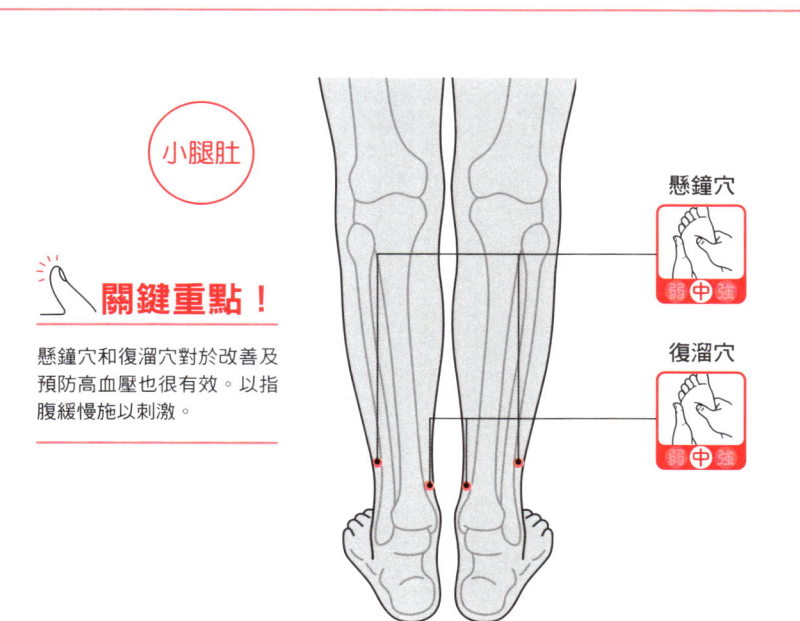

關鍵重點！

懸鐘穴和復溜穴對於改善及預防高血壓也很有效。以指腹緩慢施以刺激。

腎功能不佳

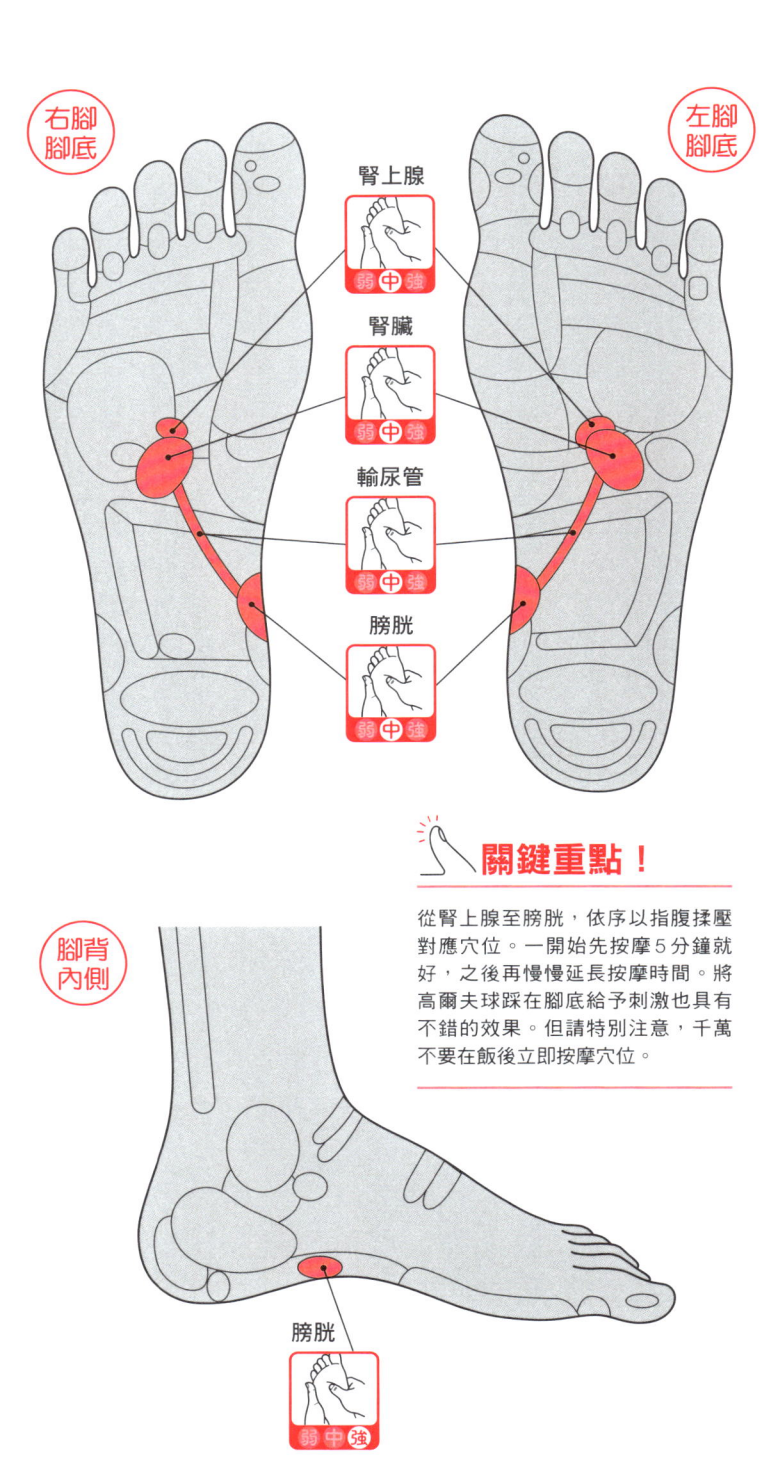

改善腎功能，促進排泄老舊廢物

腎功能衰退導致毒素和過多鹽分無法順利排出體外，進而造成身體不適。透過刺激對腎臟有益的穴位，幫助提升腎功能。建議養成日常刺激穴位的習慣。

建議按摩時間 10分

右腳腳底 / 左腳腳底
- 腎上腺
- 腎臟
- 輸尿管
- 膀胱

腳背內側
- 膀胱

關鍵重點！

從腎上腺至膀胱，依序以指腹揉壓對應穴位。一開始先按摩5分鐘就好，之後再慢慢延長按摩時間。將高爾夫球踩在腳底給予刺激也具有不錯的效果。但請特別注意，千萬不要在飯後立即按摩穴位。

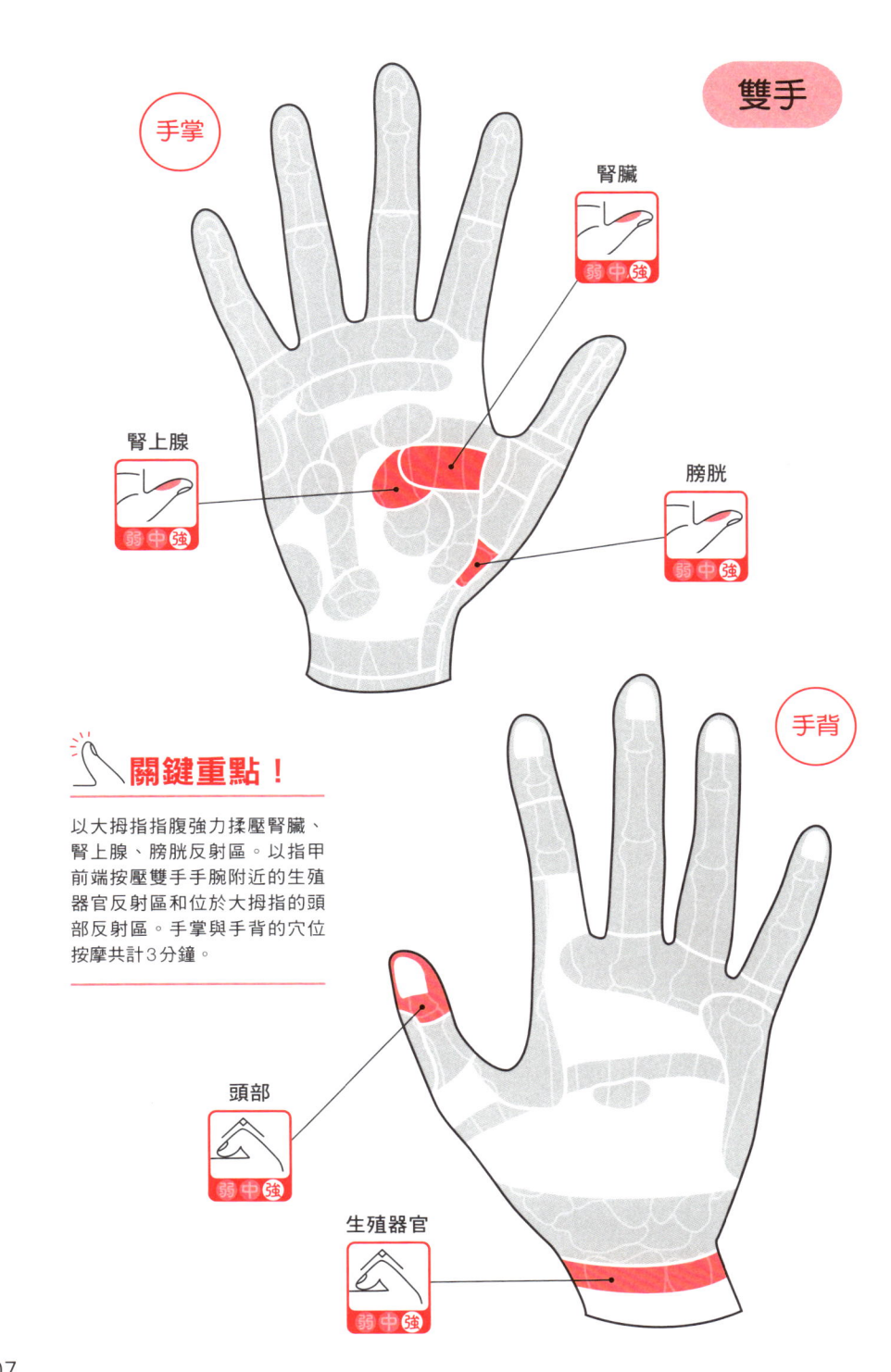

雙手

手掌

腎臟

腎上腺

膀胱

關鍵重點！

以大拇指指腹強力揉壓腎臟、腎上腺、膀胱反射區。以指甲前端按壓雙手手腕附近的生殖器官反射區和位於大拇指的頭部反射區。手掌與手背的穴位按摩共計3分鐘。

手背

頭部

生殖器官

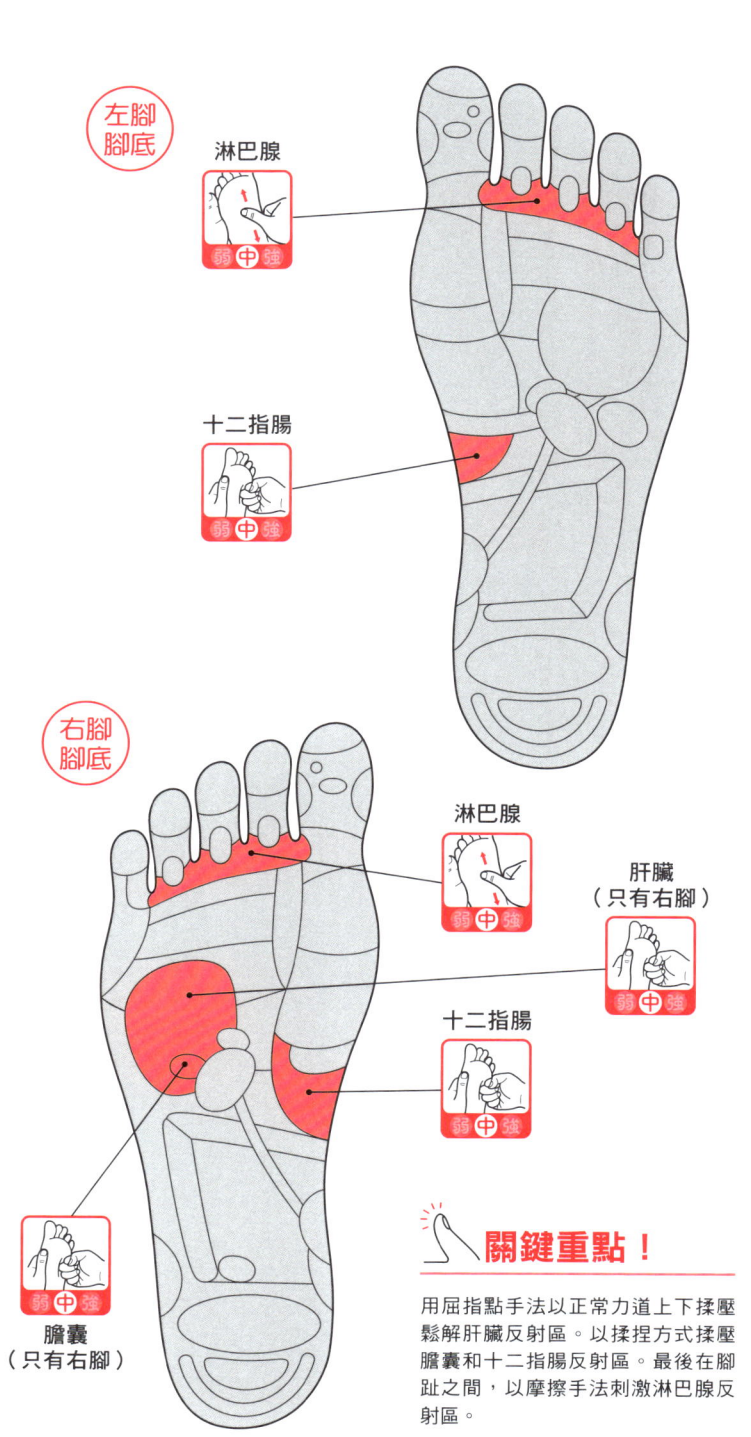

肝功能不佳

將按壓穴位作為日常保養

左腳腳底
- 淋巴腺
- 十二指腸

右腳腳底
- 淋巴腺
- 肝臟（只有右腳）
- 十二指腸
- 膽囊（只有右腳）

關鍵重點！

用屈指點手法以正常力道上下揉壓鬆解肝臟反射區。以揉捏方式揉壓膽囊和十二指腸反射區。最後在腳趾之間，以摩擦手法刺激淋巴腺反射區。

肝炎、肝硬化是攸關生命的重大疾病。刺激肝臟對應穴位，促使肝功能恢復正常。建議養成睡前按壓穴位的習慣，相信會帶來不錯的效果。設定肝臟休養日，讓肝臟能夠好好休息。

建議按摩時間 **10分**

108

雙手

右手手掌 / 手背

太陽神經叢
弱 中 強

肝臟（只有右手）
弱 中 強

膽囊（只有右手）
弱 中 強

消化器官
弱 中 強

關鍵重點！

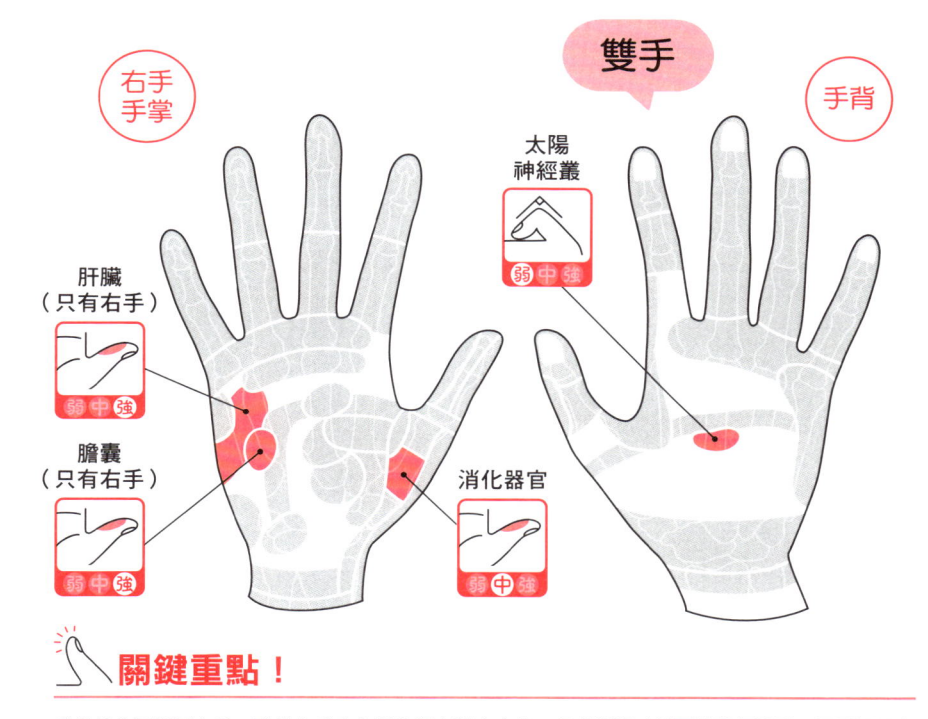

手掌部分只揉壓右手，雖然左手也有消化器官對應穴位，但針對肝功能不佳這個問題，只需揉壓右手部位。建議強力揉壓肝臟和膽囊對應穴位。以正常力道按壓雙手手背上的太陽神經叢對應穴位。

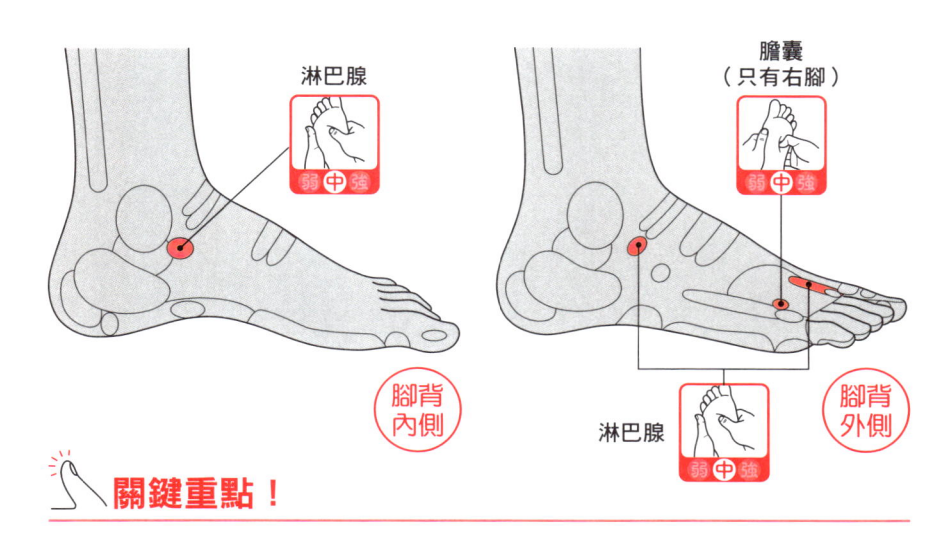

淋巴腺
弱 中 強

膽囊（只有右腳）
弱 中 強

腳背內側

淋巴腺
弱 中 強

腳背外側

關鍵重點！

以指腹按揉腳背上的淋巴腺反射區。膽囊對應穴位只在右腳，以拇指勾扣手法按壓刺激。

心臟不適

年過40歲要同時搭配改善生活習慣

邁入40歲後，容易慢慢出現心臟不適症狀。改善生活習慣的同時也搭配穴位刺激，隨時留意心臟狀態。

右腳腳底／左腳腳底
第2趾・第3趾
心臟②（只有右腳）
心臟①（只有右腳）

關鍵重點！

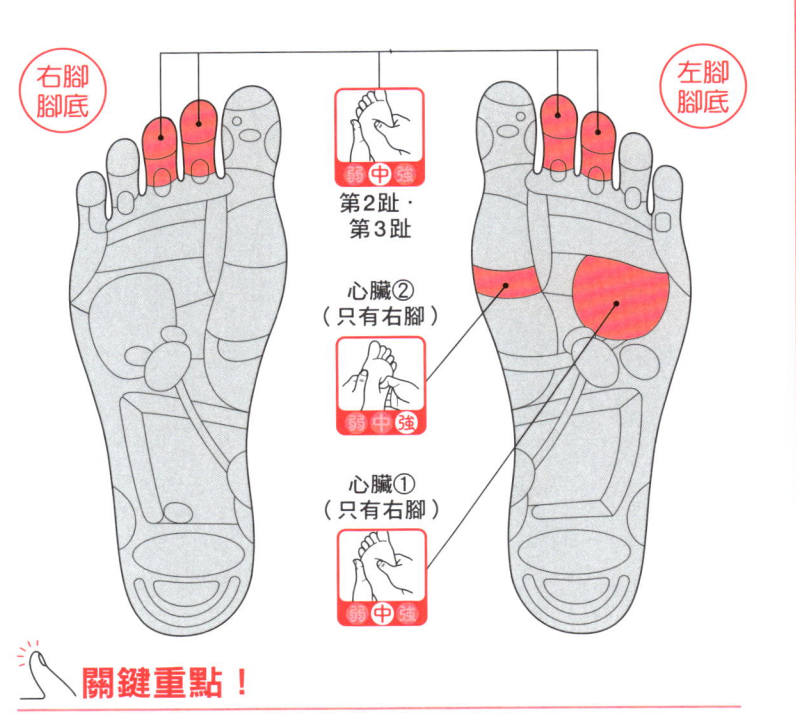

以指腹按揉心臟①5分鐘左右。接著以拇指勾扣手法強力按壓刺激大拇趾下方的心臟②。然後揉壓鬆解第2趾和第3趾。

脛骨側
足三里穴
三陰交穴

關鍵重點！

足三里穴和三陰交穴雖然不是直接作用於改善心臟不適的穴位，但有助於強化身體健康和促進血液循環，並且進一步提升足底刺激的效果。

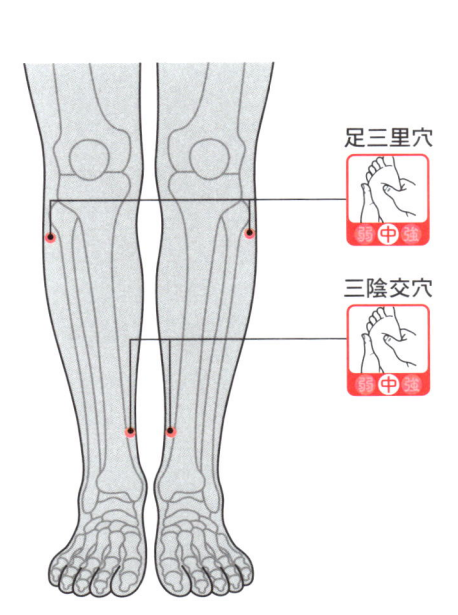

建議按摩時間 **10分**

腳背外側

心臟

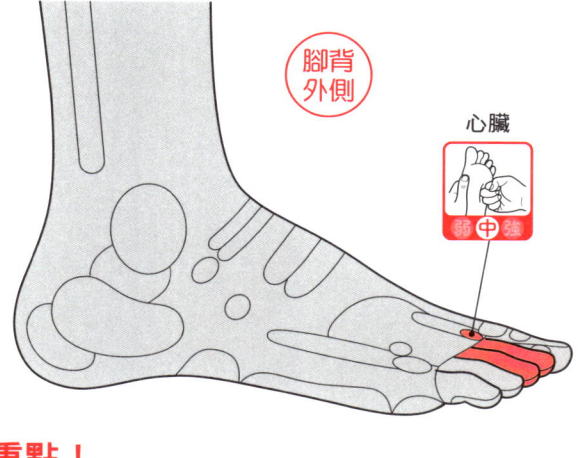

關鍵重點！

以屈指點手法前後摩擦般刺激腳背的心臟對應穴位。然後揉壓放鬆第2趾和第3趾。

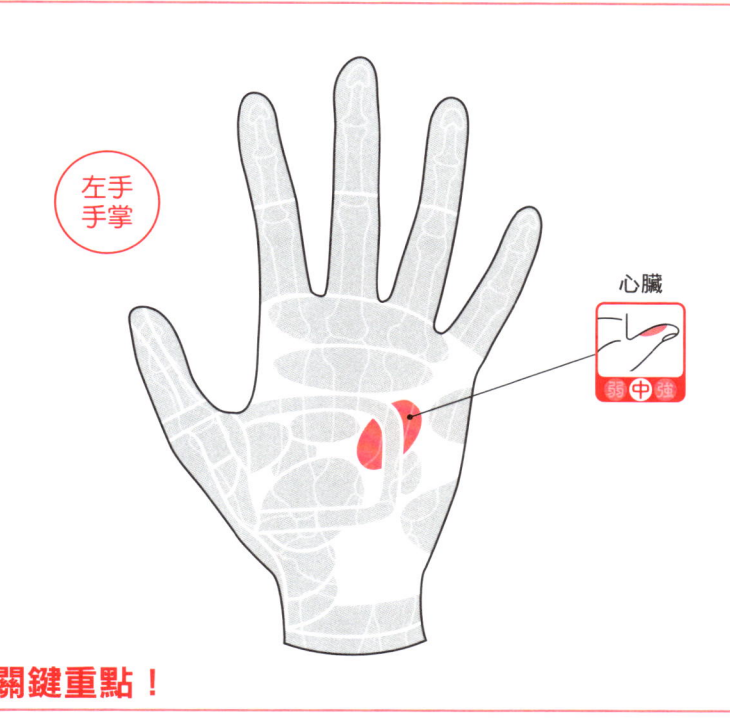

左手手掌

心臟

關鍵重點！

以中等力道緩慢且紮實按壓心臟對應穴位。按壓至發熱，約3分鐘。

糖尿病

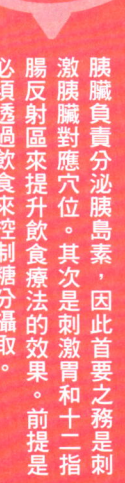

刺激胰臟和腎上腺對應穴位幫助預防惡化

左腳腳底：胃部、腎上腺、胰臟、十二指腸

右腳腳底：胃部、腎上腺、胰臟、十二指腸

胰臟負責分泌胰島素，因此首要之務是刺激胰臟對應穴位。其次是刺激胃和十二指腸反射區來提升飲食療法的效果。前提是必須透過飲食來控制糖分攝取。

建議按摩時間 10分

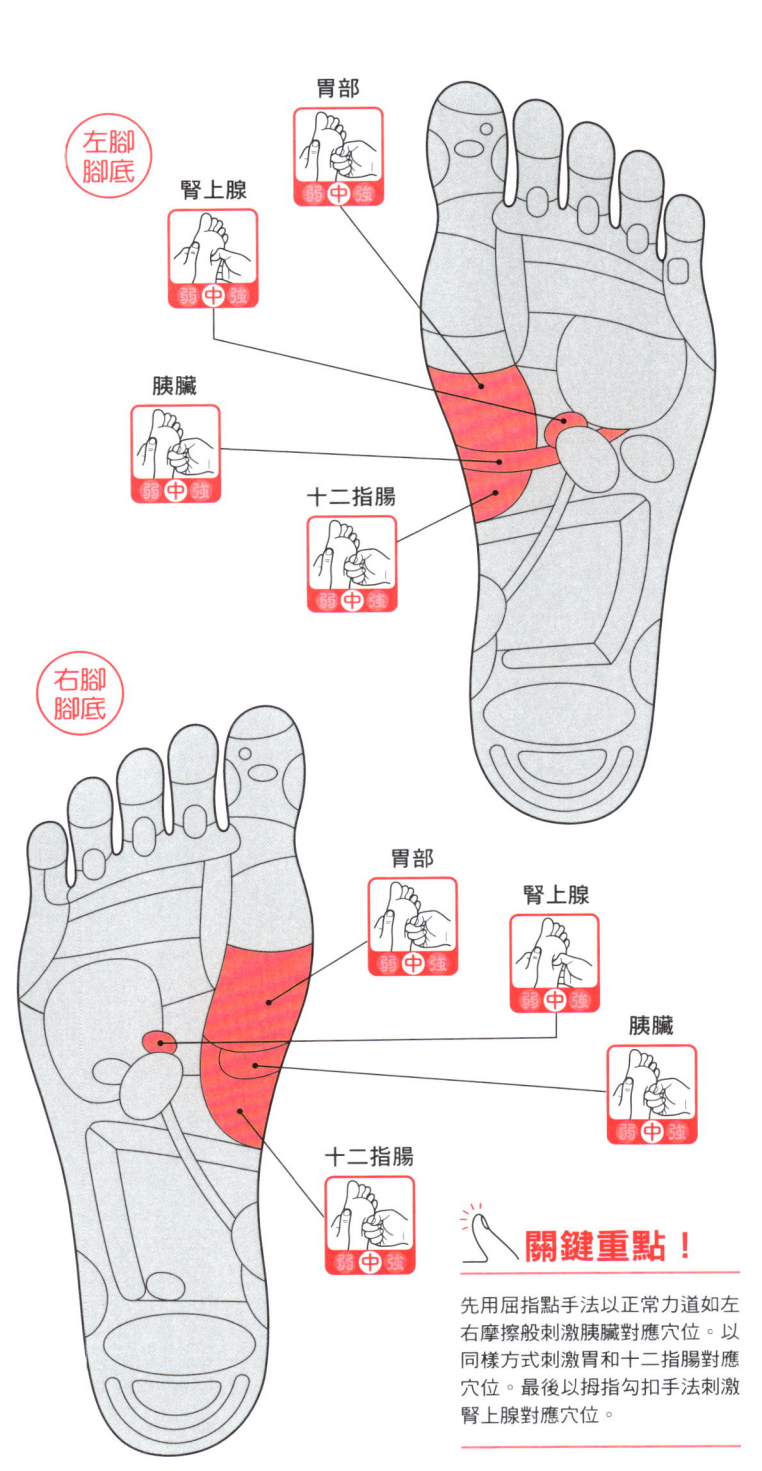

關鍵重點！

先用屈指點手法以正常力道如左右摩擦般刺激胰臟對應穴位。以同樣方式刺激胃和十二指腸對應穴位。最後以拇指勾扣手法刺激腎上腺對應穴位。

雙手

手掌 / 手背

- 食指與大拇指之間（只有右手）
- 整個食指
- 腎上腺
- 消化器官
- 胰臟
- 橫膈膜

關鍵重點！

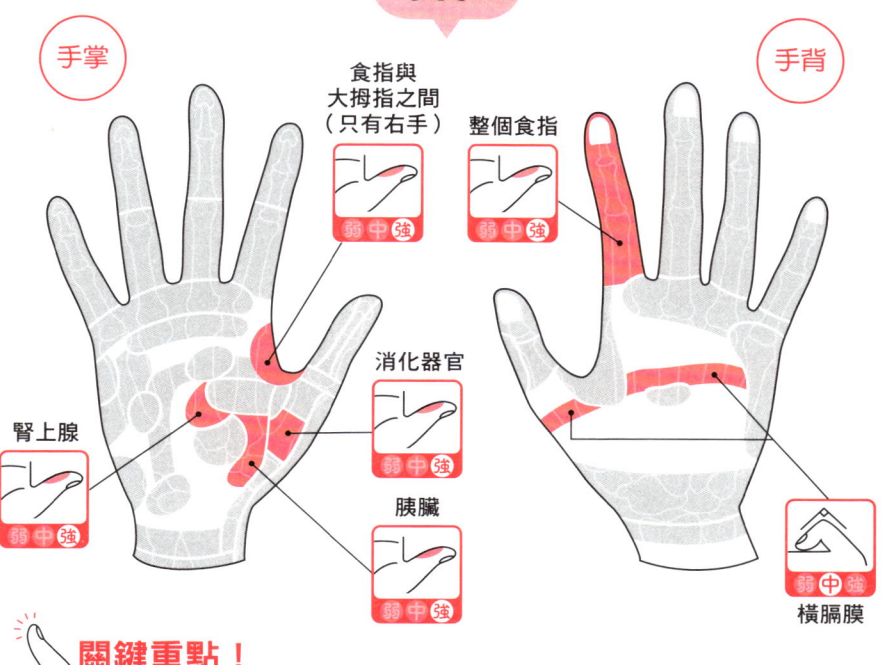

強力揉壓右手食指與大拇指之間。以同樣手法揉壓雙手的整個食指、腎上腺、胰臟和消化器官對應穴位。建議可以使用牙籤按壓橫膈膜對應穴位。手掌與手背的穴位按摩，1次共計4分鐘。

關鍵重點！

承筋穴對保養胰臟具有不錯的效果。透過刺激穴位可預防老舊廢物堆積於體內，並且促使正常分泌胰島素，建議務必養成刺激穴位的習慣。

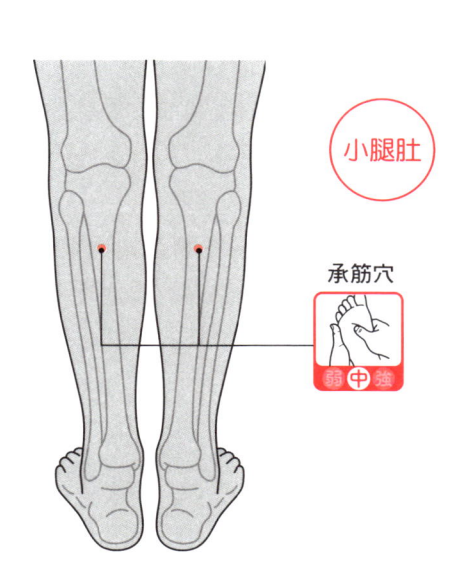

小腿肚 — 承筋穴

113

Column 4

打造能夠提升穴位刺激效果的環境

●保持適宜的室溫，不宜過低
　　進行穴位刺激的環境，其室內溫度最好不要過低，不然好不容易透過穴位刺激促使血液循環，一旦身體或腳底受寒，容易導致所有努力前功盡棄。尤其在夏季，請特別留意不要在冷風吹拂下進行穴位刺激。

●刺激穴位後要讓腳部充分休息
　　穴位刺激結束後，腳部血液循環會變好，這時候絕對不要放置不管。由於是單腳輪流進行，所以先完成的那隻腳，必須以浴巾包覆，然後充分休息。

●有按摩棒更方便
　　針對腳跟或皮膚較硬的部位，建議使用穴位按摩棒等道具。除了專用道具外，也可以使用棉棒、研磨杵或高爾夫球等取代。

●播放舒服的音樂也有加乘作用
　　這個要件並非必要，但播放古典音樂或環境音樂等令人心情舒暢的背景音樂有助於提升穴位刺激的效果。

第6章

〈根據惱人部位〉最佳手腳穴位組合 ❺

年齡增長引起的不適症狀

千萬別因為年事已高而放棄。
透過穴位刺激擊退隨年齡增長而來的不適症狀！

預防健忘與失智症

（活化大腦的穴位總動員）

刺激穴位活化大腦，有助於預防失智症。輕撫整個腳底、腳背、小腿、脛骨側，給予大腦良好的刺激。

建議按摩時間 10分

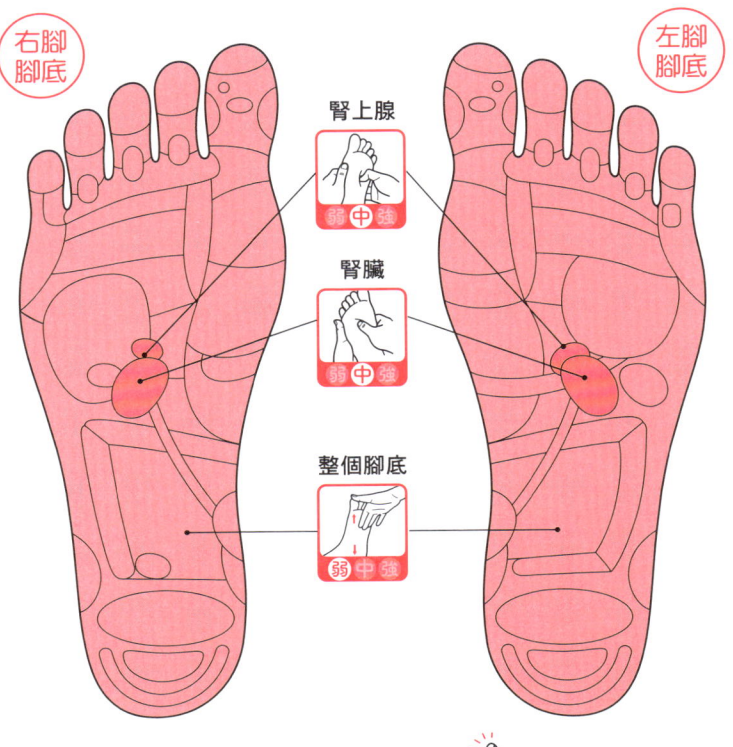

右腳腳底　左腳腳底

腎上腺

腎臟

整個腳底

小腿肚

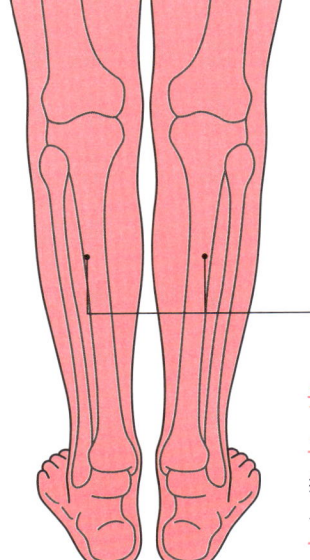

整體

關鍵重點！

先用拇趾勾扣手法和指腹以正常力道按壓腎上腺和腎臟反射區。接著再以食指、中指、無名指的指甲前端，從腳底腳跟處朝趾甲方向輕輕搔撫。

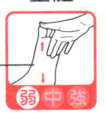

關鍵重點！

按摩整個小腿肚和脛骨側。由下往上，然後由上往下各按摩10次。

腳背外側

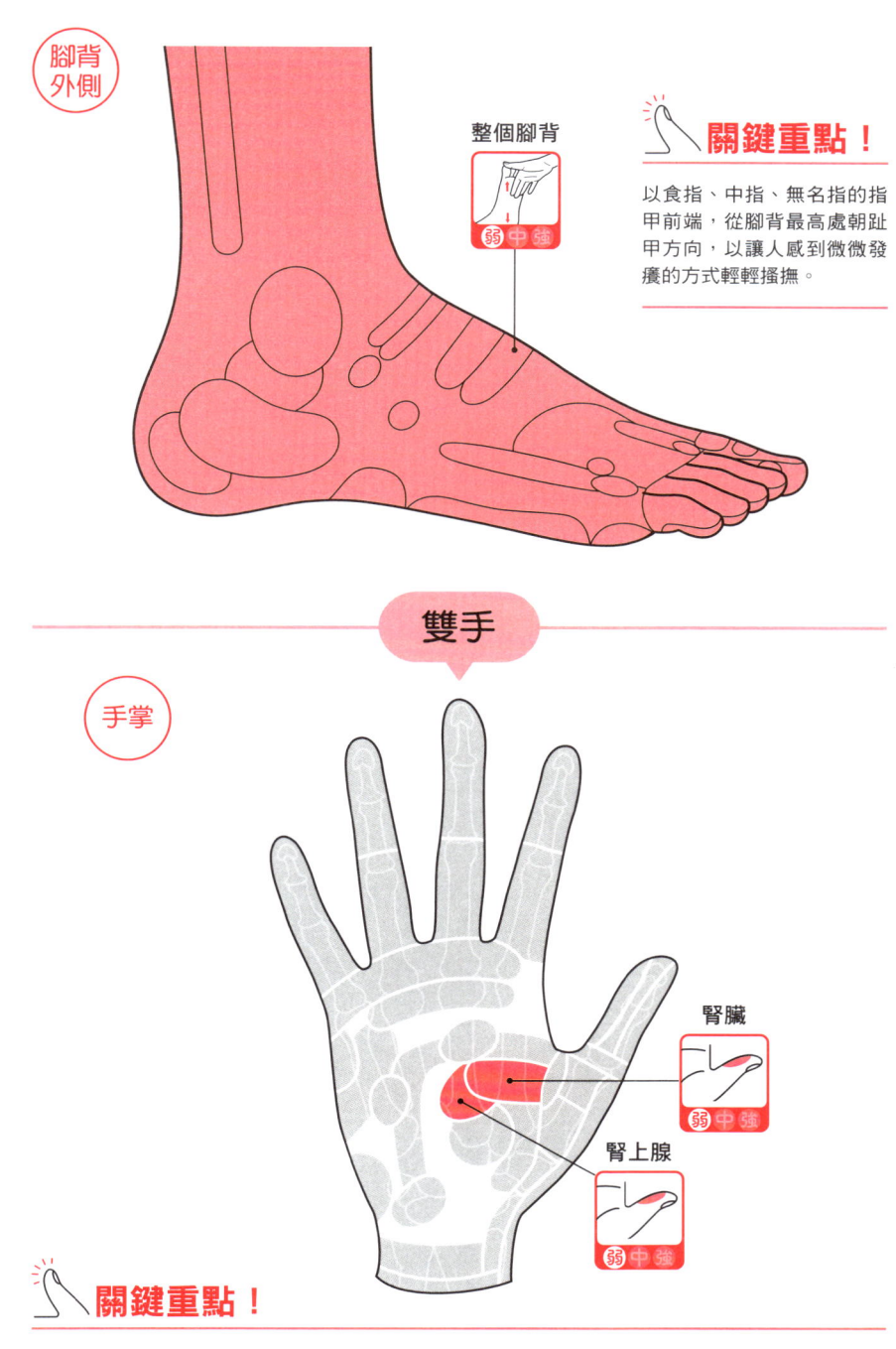

整個腳背

關鍵重點！

以食指、中指、無名指的指甲前端，從腳背最高處朝趾甲方向，以讓人感到微微發癢的方式輕輕搔撫。

雙手

手掌

腎臟

腎上腺

關鍵重點！

緩慢且輕柔按壓腎上腺和腎臟反射區。反覆按壓5分鐘，養成習慣有望提升預防效果。

頻尿

每次排尿量增加是逐漸康復的跡象

右腳腳底　頭部　左腳腳底

腎上腺

腎臟

輸尿管

膀胱

關鍵重點！

以指腹紮實地揉壓鬆解腎上腺和腎臟反射區，再以屈指點手法用力刺激膀胱和輸尿管反射區。以指側夾壓手法刺激頭部反射區也具有改善頻尿的效果。

腳背內側

攝護腺　　膀胱

關鍵重點！

針對男性，用屈指點手法輕柔刺激位於腳踝下方的攝護腺反射區。

除了膀胱和輸尿管的問題，男性的攝護腺問題也是造成頻尿的原因之一。如果透過刺激穴位依然無法改善頻尿，很可能是其他因素造成，建議務必接受專業的診療。

建議按摩時間

8分

118

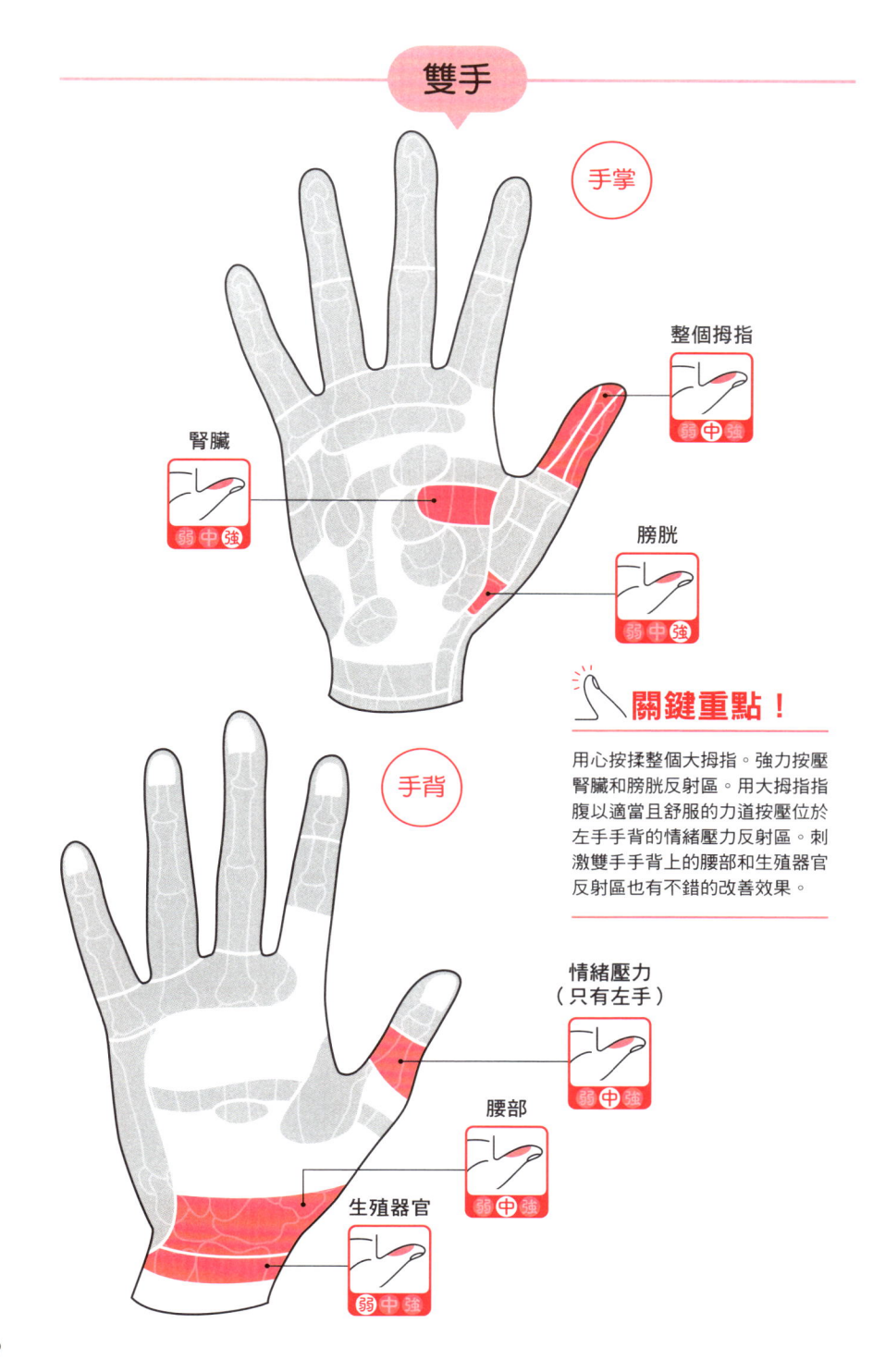

雙手

手掌

整個拇指 弱中**強**

腎臟 弱中**強**

膀胱 弱中**強**

手背

關鍵重點！

用心按揉整個大拇指。強力按壓腎臟和膀胱反射區。用大拇指指腹以適當且舒服的力道按壓位於左手手背的情緒壓力反射區。刺激雙手手背上的腰部和生殖器官反射區也有不錯的改善效果。

情緒壓力（只有左手） 弱**中**強

腰部 弱**中**強

生殖器官 弱**中**強

1 最有效！穴位按壓法
2 身體疼痛等不適症狀
3 想即刻緩解的不適症狀
4 生活中常見的不適症狀
5 心理與內臟的不適症狀
6 年齡增長引起的不適症狀

皺紋與鬆弛

活動臉部肌肉並刺激對應穴位

右腳腳底／左腳腳底

- 甲狀腺
- 甲狀腺
- 腎上腺
- 胰臟
- 肝臟（只有右腳）

關鍵重點！

以指腹慢慢揉壓鬆解腎上腺、肝臟和胰臟反射區。以屈指點手法由內向外推般按揉大拇趾下方的甲狀腺反射區。接著以摩擦手法上下摩擦細長的甲狀腺反射區。

腳背外側

甲狀腺

關鍵重點！

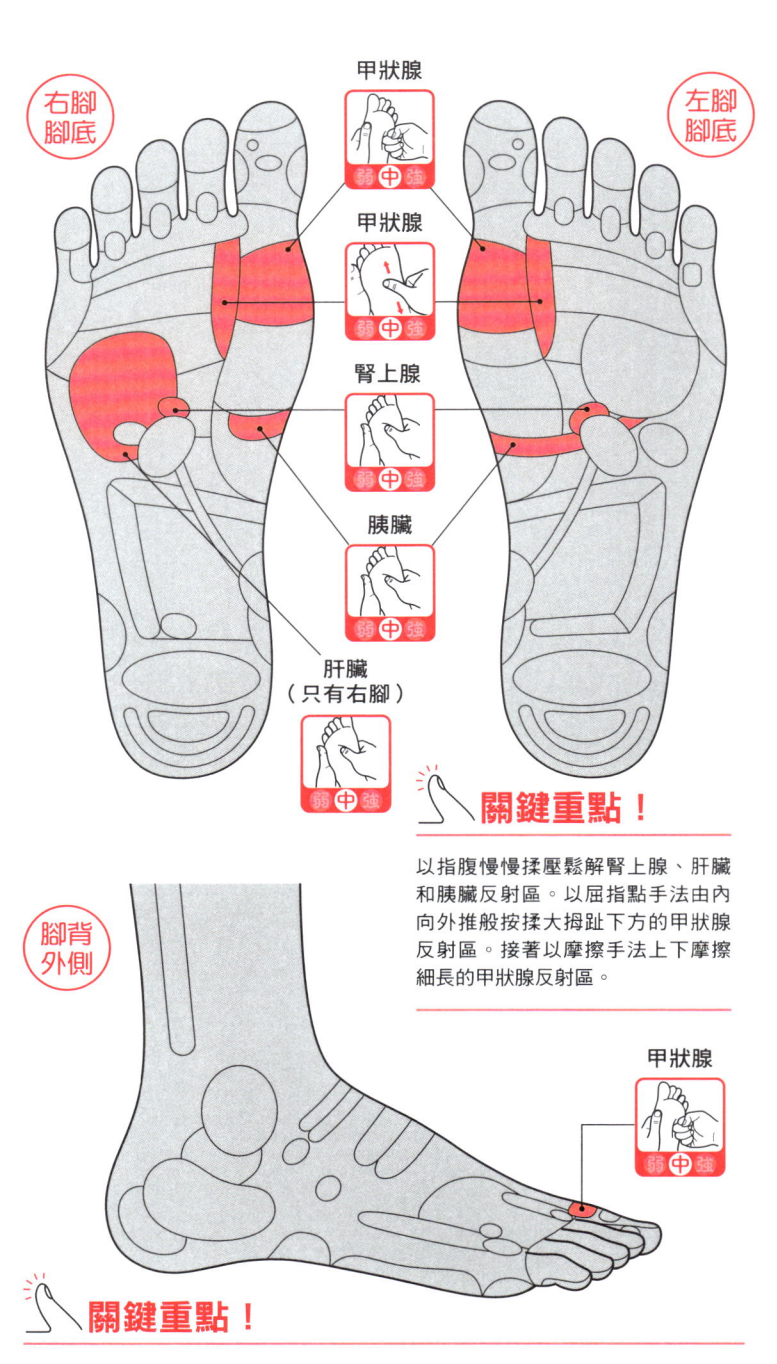

以屈指點手法慢慢按壓大拇指根部的甲狀腺反射區。刺激腳部的同時，搭配豐富表情，刻意大幅度活動臉部肌肉。

頻繁活動臉部肌肉的同時，熱敷臉部以促進血液循環，並且進行穴位刺激與小腿脛骨側按摩。如果能夠再搭配豐富的表情讓臉部肌肉更活躍，改善效果會更好。

建議按摩時間

10分

120

脛骨側

肝經

關鍵重點！

以由下往上的方向，按摩脛骨前方內側的肝經。慢慢摩擦促使血液循環至發熱的感覺。

雙手

手掌

甲狀腺

關鍵重點！

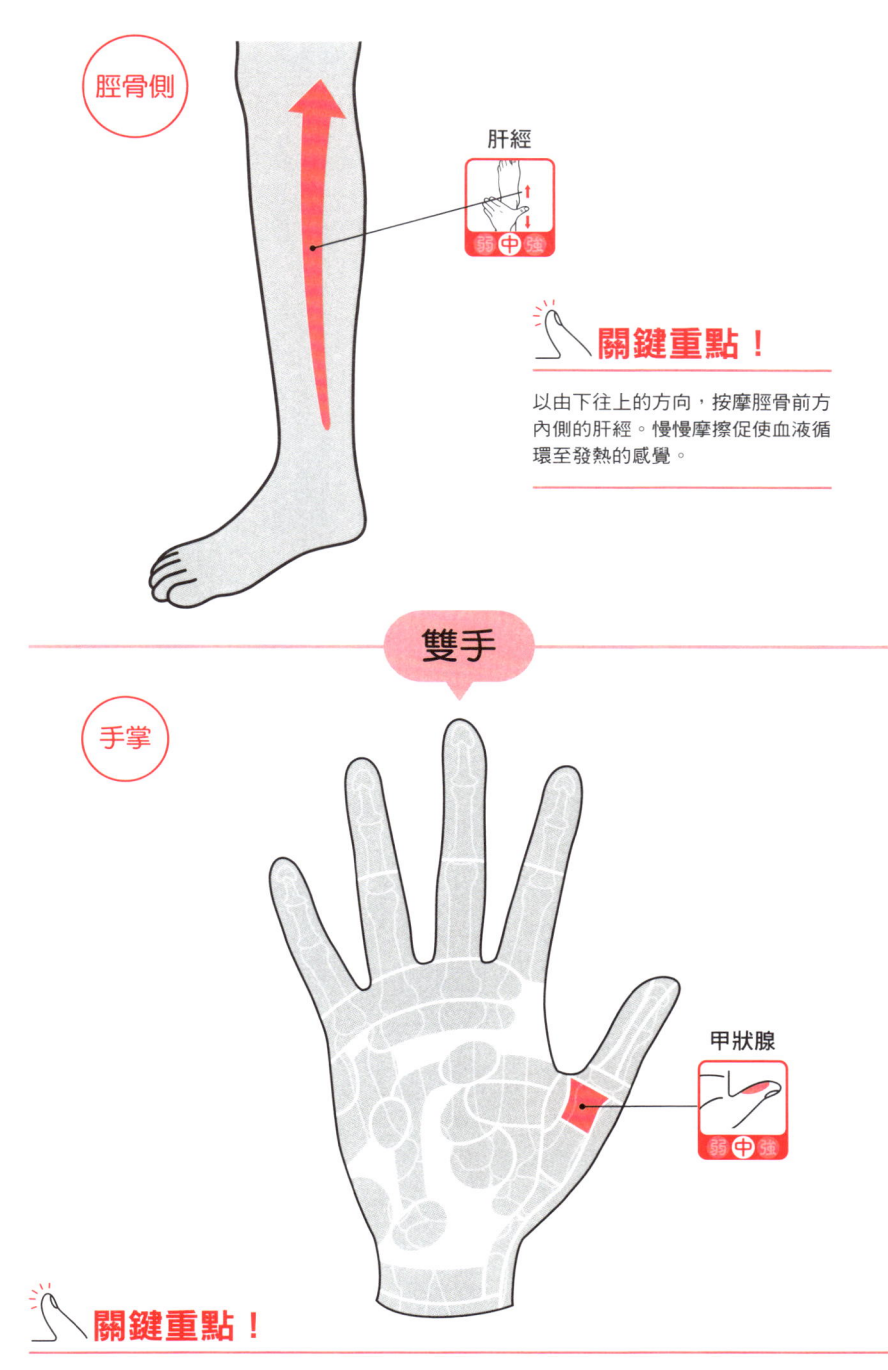

以大拇指指腹緩慢且紮實地，按壓位於大拇指根部的甲狀腺反射區，按壓3分鐘即可。

更年期障礙

透過穴位刺激減輕各種不適症狀

右腳腳底 ／ 左腳腳底

腦下垂體
頭部
頸部
生殖器官

關鍵重點！

以指腹由內向外推壓頭部和頸部反射區，一併按壓頭部反射區中腦下垂體的對應穴位。生殖器官反射區位在腳跟，由於這個部位的皮膚比較厚，建議用屈指點手法強力刺激。

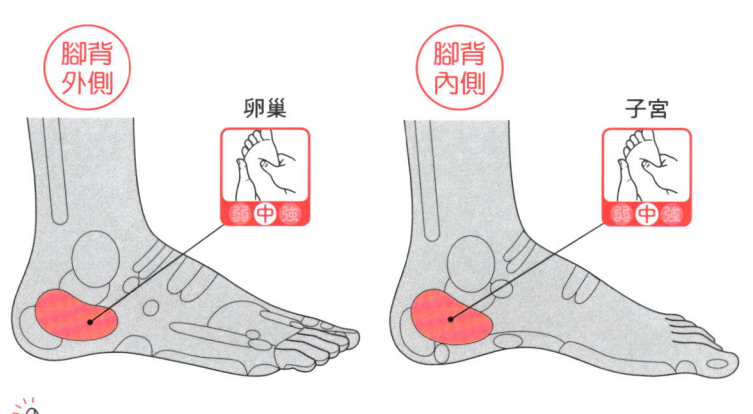

腳背外側 ／ 腳背內側

卵巢
子宮

關鍵重點！

以指腹按壓位於腳踝下方的子宮和卵巢反射區，但按壓時間短一些。最後從腳趾根部左右轉動腳趾各50次，幫助提升改善效果。

更年期障礙的症狀，通常會因當事人的心理狀態和生活環境而有所不同。透過穴位刺激促使血液循環並調整荷爾蒙平衡，有效減輕各種症狀造成的不適。

建議按摩時間
5分

雙手

手掌 / 手背

- 頭
- 頸部
- 腎上腺
- 甲狀腺
- 太陽神經叢
- 情緒壓力（只有左手）

關鍵重點！

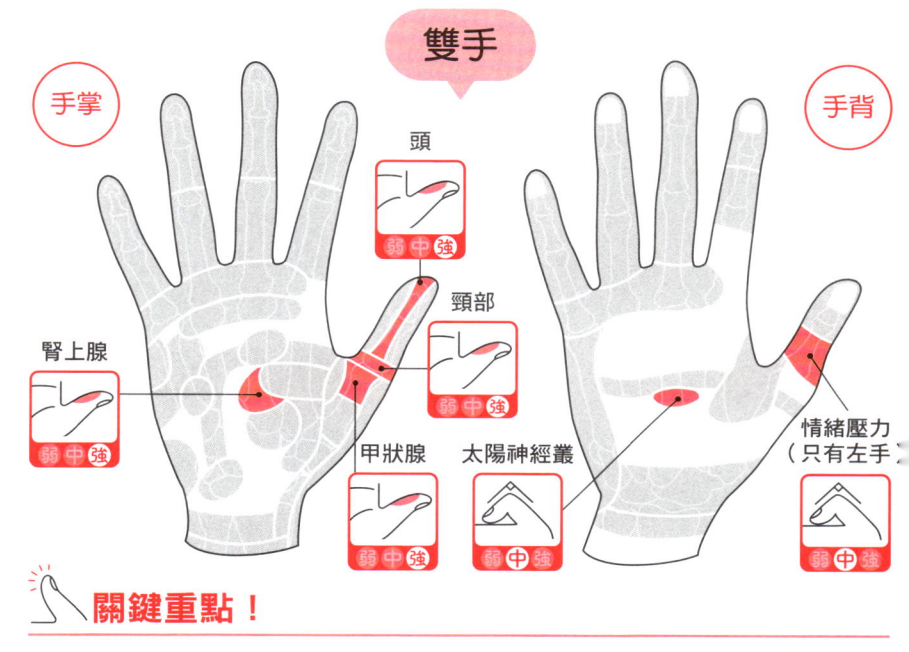

按壓手掌的甲狀腺、頭部、頸部、腎上腺反射區，能夠有效改善不適症狀。以大拇指指腹用力揉壓。接著以指甲前端按壓只位於左手手背的情緒壓力對應穴位，以及位於雙手手背的太陽神經叢對應穴位。手掌與手背的穴位按摩共計3分鐘。

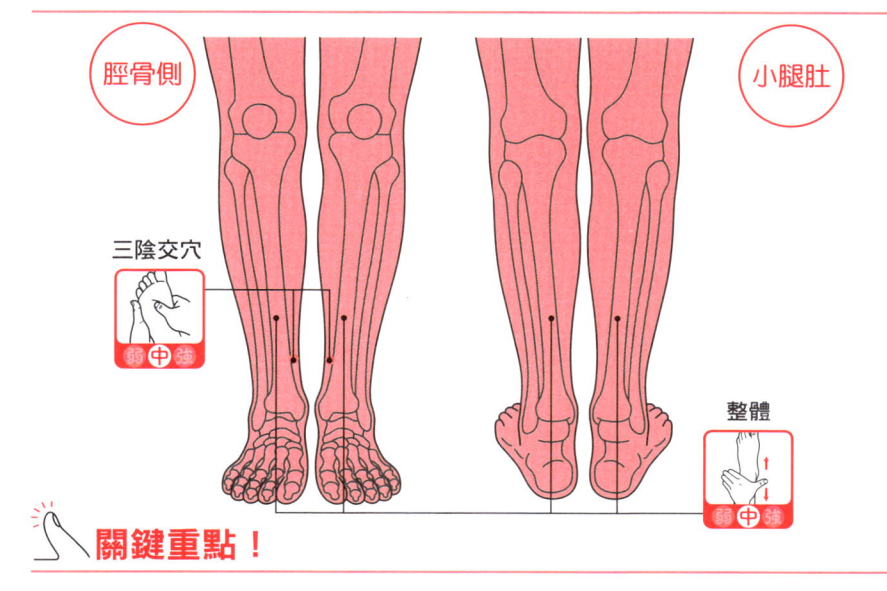

脛骨側 / 小腿肚

- 三陰交穴
- 整體

關鍵重點！

萬能穴位三陰交穴對於更年期障礙引起的不適症狀具有不錯的改善效果。以指腹充分施以刺激。最後按摩整個小腿肚和脛骨側，促進全身血液循環。

123

髮量稀疏・落髮

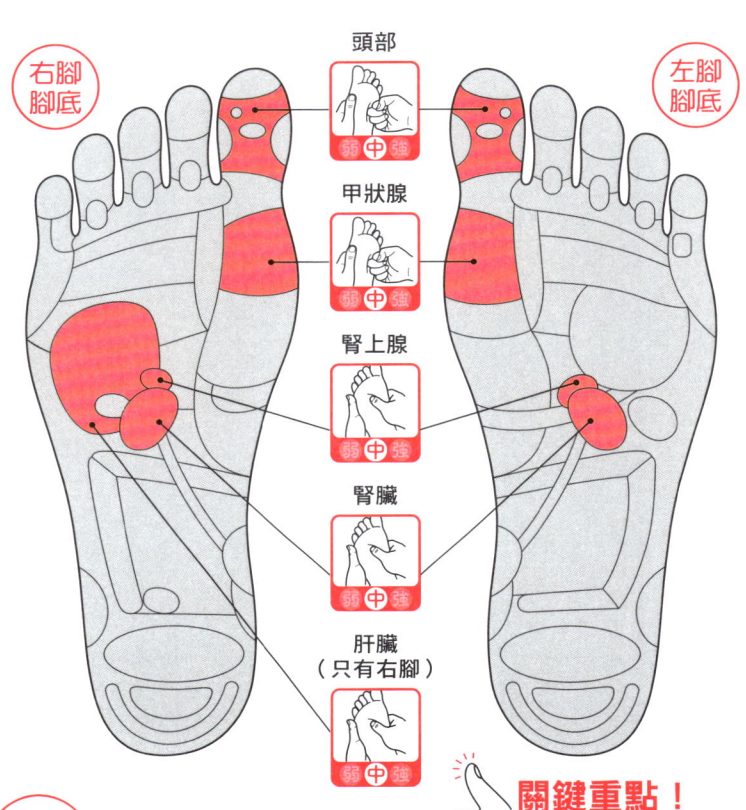

按壓穴位增進頭皮的血液循環

當頭部血液循環不佳，無法確實將營養運送至毛根，就容易引起落髮現象。刺激手腳穴位能夠促進血液循環、緩和壓力。建議洗澡後進行頭皮按摩，也會有不錯的改善效果。

右腳腳底　左腳腳底

- 頭部
- 甲狀腺
- 腎上腺
- 腎臟
- 肝臟（只有右腳）

關鍵重點！

以指腹充分揉壓鬆解肝臟、腎臟、腎上腺反射區至發熱。一隻手支撐腳部，另一隻手以屈指點手法上下摩擦頭部反射區。以相同手法刺激甲狀腺反射區。

脛骨側

- 足三里穴
- 三陰交穴

關鍵重點！

足三里穴和三陰交穴都是萬能穴位。以指腹充分刺激這2個穴位，促進全身血液循環。最後按摩整個脛骨側，改善效果會更好。

建議按摩時間　**5分**

關鍵重點！

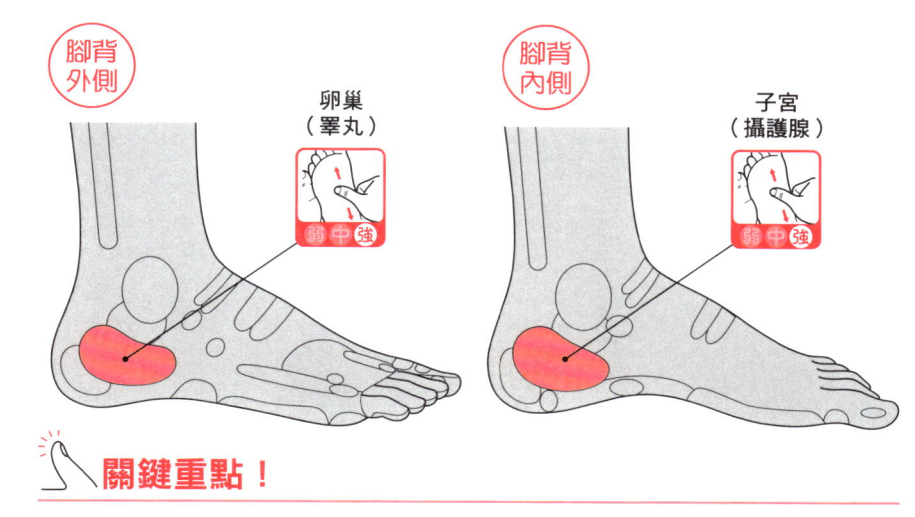

以摩擦手法前後強力摩擦位於外側腳踝下方的卵巢（男性為睪丸）反射區，以及位於內側腳踝下方的子宮（男性為攝護腺）反射區。

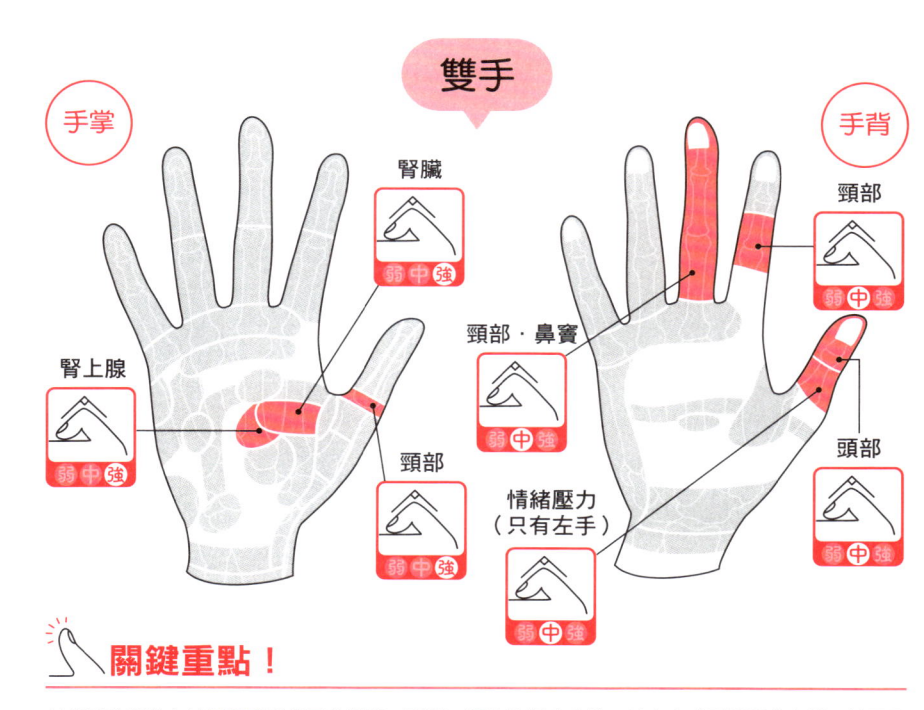

關鍵重點！

以指甲前端強力按壓雙手手掌面的腎臟、頸部、腎上腺對應穴位。以令人感到舒服的力道，按壓只位於左手手背的情緒壓力對應穴位。最後再以大拇指指甲前端按壓雙手手背上的頭部、頸部、鼻竇對應穴位。

性慾下降

有助於找回年輕的穴位

感到性慾下降時，透過刺激穴位促進腎臟和肝臟正常運作，幫助恢復基礎體能。另一方面，刺激生殖器官和攝護腺對應穴位能夠有效改善生理機能。

建議按摩時間 10分

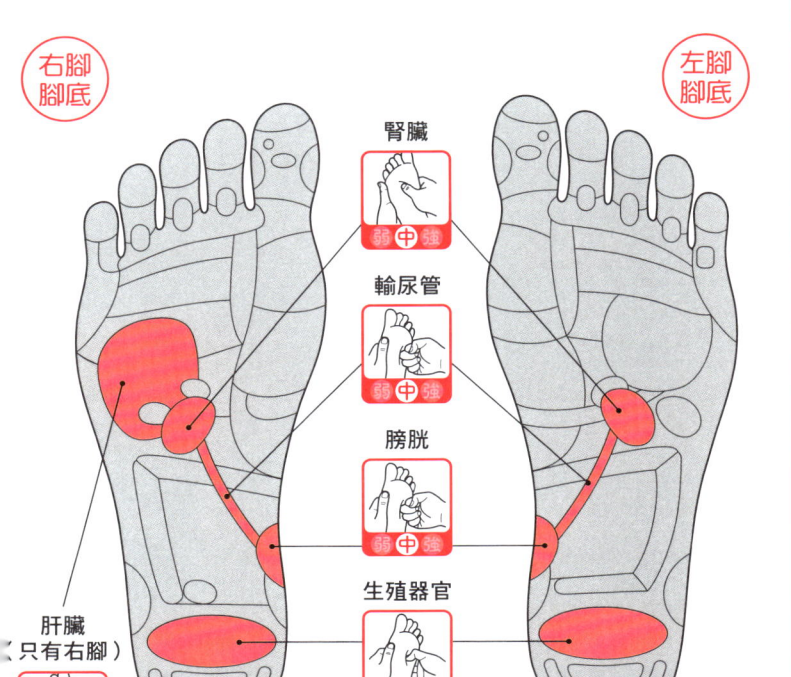

右腳腳底／左腳腳底：腎臟、輸尿管、膀胱、生殖器官、肝臟（只有右腳）

關鍵重點！
先以指腹緩慢揉壓鬆解腎臟和肝臟反射區。按摩至發熱後，以屈指點手法刺激輸尿管和膀胱反射區。最後以拇指勾扣手法強力按壓生殖器官反射區。

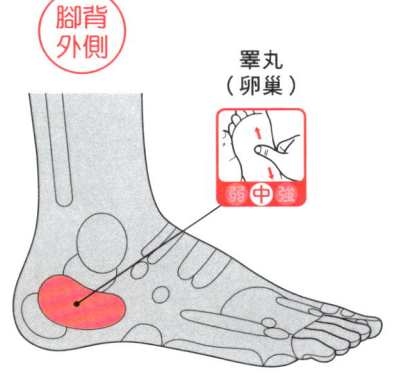

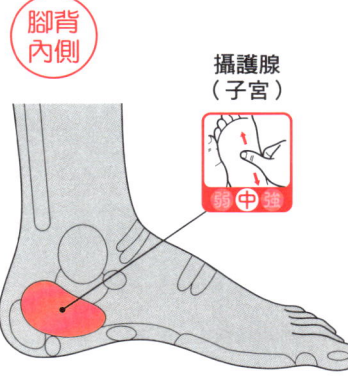

腳背外側：睪丸（卵巢）

腳背內側：攝護腺（子宮）

關鍵重點！
以摩擦手法前後左右摩擦位於腳踝下方的攝護腺（子宮）、睪丸（卵巢）反射區至發熱。

126

雙手

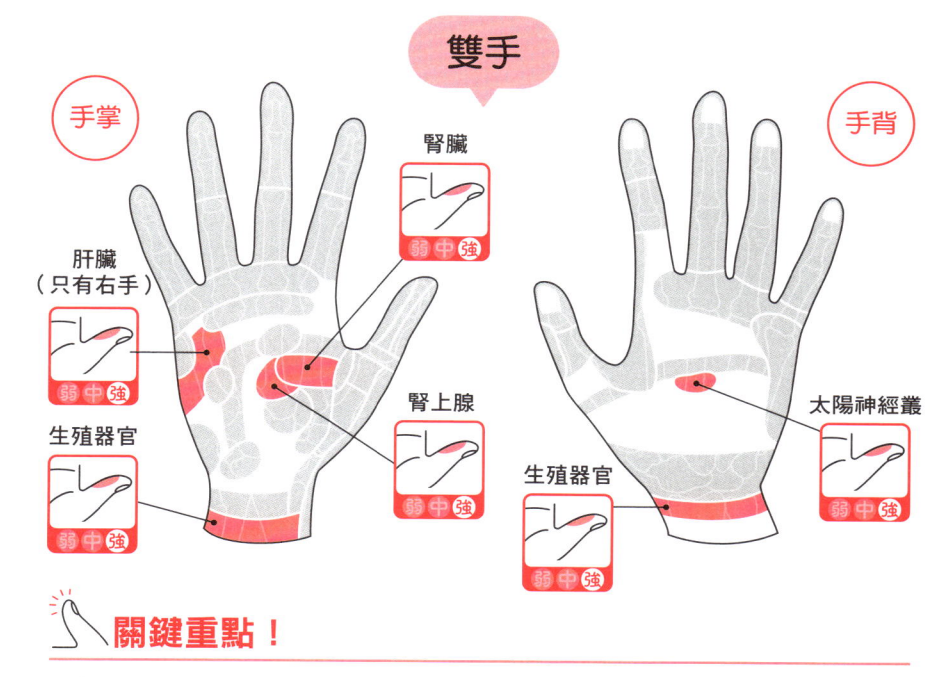

手掌

- 肝臟（只有右手）
- 生殖器官
- 腎臟
- 腎上腺

手背

- 太陽神經叢
- 生殖器官

關鍵重點！

以稍微感到疼痛的力道，揉壓位於雙手手掌的生殖器官、腎臟、腎上腺，以及只位在右手的肝臟反射區。強力揉壓雙手手背上手腕附近的生殖器官反射區，及位於手部中心處的太陽神經叢反射區。手掌與手背的穴位按摩共計3分鐘。

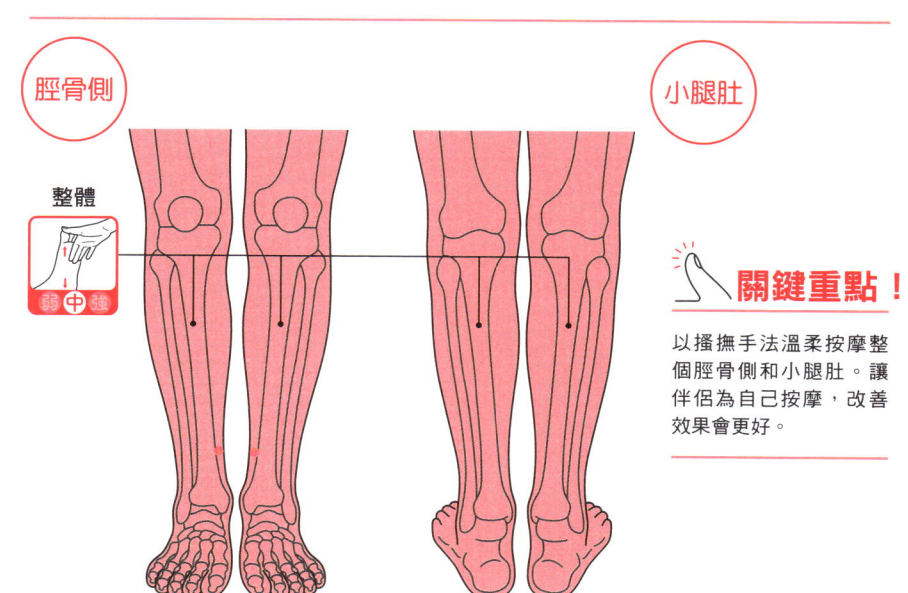

脛骨側 / 小腿肚

整體

關鍵重點！

以搔撫手法溫柔按摩整個脛骨側和小腿肚。讓伴侶為自己按摩，改善效果會更好。

[作者]
五十嵐康彦

1941年出生於橫濱。目前為一名指壓‧按摩師。學習正統瑜珈後，前往歐洲、亞洲各國進修。進修過程中接觸到反射區療法（反射療法），於是基於自身豐富的經驗，設計出一套獨特的反射區刺激療法，並且以反射學先驅的身分活躍於電視媒體與雜誌。目前除了致力於研究，也積極指導後進之人。撰寫《倍々効果！足ツボ魔法‧リンパマッサージ》（青萠堂）、《足うらゾーンマッサージ》（主婦之友社）、《龍神さまに愛される生きかた》（自由國民社）、《よくある不調がスーッと消える！手‧足‧頭のツボ地図大全》、《ツボ押し手袋＆毒出し棒セット》（小社）、《「足」の美健康法》（三笠書房）等多部作品。

STAFF
插畫　　　山本豊昭
書籍設計　藤星夏(Two Three)
校對　　　DICTION
構成　　　忠岡謙

TETSUBO‧ASHITSUBO TAIZEN
© 2024 Yasuhiko Igarashi
All rights reserved.
Originally published in Japan by KAWADE SHOBO SHINSHA Ltd. Publishers,
Chinese (in complex character only) translation rights arranged with
KAWADE SHOBO SHINSHA Ltd. Publishers, through CREEK & RIVER Co., Ltd.

手‧腳穴位大全 立即舒緩不適症狀！

出　　　版／楓葉社文化事業有限公司
地　　　址／新北市板橋區信義路163巷3號10樓
郵 政 劃 撥／19907596　楓書坊文化出版社
網　　　址／www.maplebook.com.tw
電　　　話／02-2957-6096
傳　　　真／02-2957-6435
監　　　修／五十嵐康彥
翻　　　譯／龔亭芬
責 任 編 輯／陳亭安
內 文 排 版／謝政龍
港 澳 經 銷／泛華發行代理有限公司
定　　　價／380元
出 版 日 期／2025年7月

國家圖書館出版品預行編目資料

手‧腳穴位大全：立即舒緩不適症狀！／五十嵐康彥作；龔亭芬譯. -- 初版. -- 新北市：楓葉社文化事業有限公司, 2025.07　面；　公分
ISBN 978-986-370-822-3（平裝）
1. 穴位療法　2. 按摩
413.915　　　　　　　　　114007279